KB026520

최신 개정판

안전하고, 후유증 적고, 재발도 적은

국소마취 무인공망 탈장수술 가이드

굿바이 탈장

강윤식(기쁨병원 원장) 지음

한 그루의 나무가 모여 푸른 숲을 이루듯이
청림의 책들은 삶을 풍요롭게 합니다.

최신 개정판

안전하고, 후유증 적고, 재발도 적은

국소마취 무인공망 탈장수술 가이드

굿바이 탈장

강윤식(기쁨병원 원장) 지음

청림Life

환자의 고통을 최소화하고 재발이 적은 새로운 탈장수술을 소개한 책입니다

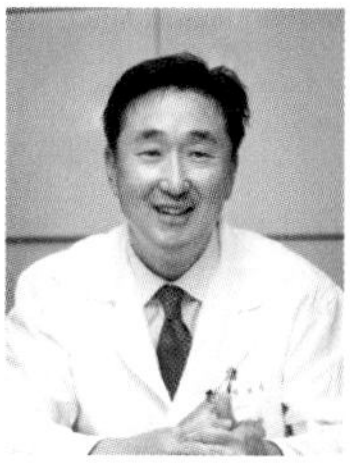

우선 대학병원의 교수도 아닌 개인병원의 원장으로서 탈장에 대해 이해하기 쉽게 설명하고 또한 환자의 고통과 재발을 최소화한 새로운 수술법을 개발해 소개하는 책자를 펴내신 것에 놀라지 않을 수 없습니다.

탈장은 외과의사가 흔히 접하는 질환이긴 하지만 가장 흔한 발병 부위인 서혜부는 구조가 복잡해서 정확한 수술적 해부 지식을 습득하기 힘든 부위입니다. 저도 전공의 시절에 서혜부의 해부지식을 얻기 위해 니후스가 저술한 아주 두꺼운 책을 비롯한 여러 책들을 도서관에서 빌려서 본 기억이 납니다. 탈장수술법들은 수도 없이 많이 개발되어 왔습니다. 이렇게 여러 수술법이 있다는 것은 반대로 말하면 확실한 수술법이 없다는 말과 상통합니다. 제가 전공의 때 배웠고 아직도 일부 의사들이 하고 있는 후복벽교정술은 근육 및 근막 층을 심하게 당겨 수술을 해서 환자가 수술 후 한동안 제대로 걸을 수가 없고 수술 후 통증을 심하게 호소했었습니다. 또한 이런 불편함에도 불구하고 재발률도 높았습니다. 이후 이런 단점을 개선하기 위해 인공망을 사용하는 절개 탈장수술이나 복강경 탈장수술이 유행을 했습니다. 사실 인공 물질을 삽입한다는 것은 수술 후 부작용을 야기할 가능성을 항상 갖고 있고, 특히 복강경 수술의 경우 전신마취가 꼭 필요하고 또 주변 장기나 조직에 손상을 가할 수 있는 가능성을 항상 내포하고 있습니다.

강윤식 원장이 개발한 무인공망 탈장수술은 이러한 단점을 모두 해결한 수술 방법으로 생각됩니다. 이 수술법은 탈장수술의 가장 큰 문제인 재발과 합병증을 줄일 수 있고, 또한 수술 후 통증을 줄이며 회복이 빨라서 며칠 만에 일반 활동을 가능케 한다고 합니다. 이 수술법으로 인해 지금까지의 많은 수술법에 종지부를 찍을 수 있을 것 같습니다.

이런 간편한 수술 방법을 만화 등을 통해 일반인에게 쉽게 알릴 수 있는 책자를 저술하신 강윤식 원장님께 외과인의 한 명으로서 감사 드리고 또한 존경의 마음을 보냅니다.

서경석 _서울대학교 의과대학 외과학교실 교수

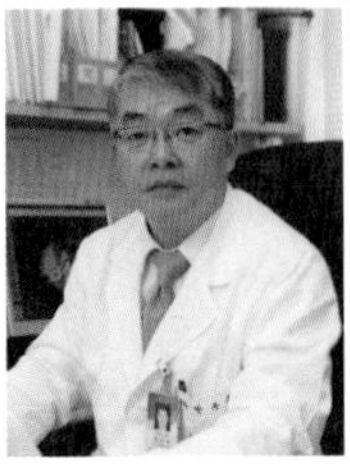

외과 의사들에게 좋은 귀감이 될 책입니다

탈장은 치질, 급성충수염과 더불어 가장 흔한 외과질환으로서 외과 의사가 되기 위해서는 반드시 숙지해야 하는 '필수 질환'입니다.

최근 들어 의과대학 졸업생들이 외과 지원을 기피하여 수년째 전공의가 미달되는 심각한 현실에 직면해 있습니다. 일차적으로 너무 낮은 외과 수술수가 때문이지만, 젊은 의사들의 마음을 설레게 할 멋진 외과의사 상을 제시하는 데 실패한 점도 상당히 작용했다고 생각합니다.

강윤식 원장님은 이런 외과 현실 속에서도 개원의로서 꾸준한 연구와 많은 진료 경험을 바탕으로 독보적인 입지를 구축해왔으며, '외과의사의 롤 모델' 역할을 담당해온 분입니다. 이번에《굿바이 탈장》이라는 저서를 통해 그동안의 탈장수술 경험을 집대성하게 되신 것을 진심으로 축하드립니다. 무엇보다도 강 원장님의 저서가 마음에 와 닿는 이유는 최근 비싼 기구나 장비, 장치 등을 이용하는 수술이 첨단적인 것으로 간주되어 젊은 외과의사들 사이에서 유행하고 있는 현실에서, 탈장의 가장 기본적인 수술 원칙을 바탕으로 간편하면서도 환자들에게 도움이 되는 새로운 수술 방법을 소개하고 있기 때문입니다. 외과 수술에서 첨단적인 유행이 항상 환자들에게 좋은 것만은 아님을 다시 한 번 되새겨 주는 내용입니다.

이러한 강 원장님의 원칙이 있었기에 어려운 외과 개원가에서 성공하고 있는 것이 아닌가 하는 생각을 하게 됩니다. 앞으로도 외과 전공의들, 그리고 외과의사의 꿈을 키우고 있는 의과대학생들에게 좋은 귀감이 되는 역할을 계속 해주시길 바랍니다. 강 원장님이 걸어온 길은 '개원 외과의'의 전문성을 확대해 온 길로서, 많은 문제에 봉착해 있는 우리나라 외과가 나가야 할 방향이 아닌가 생각합니다.

박규주_서울대학교 의과대학 외과학교실 교수

탈장에 대해 누구나 쉽고 재미있게 이해할 수 있습니다

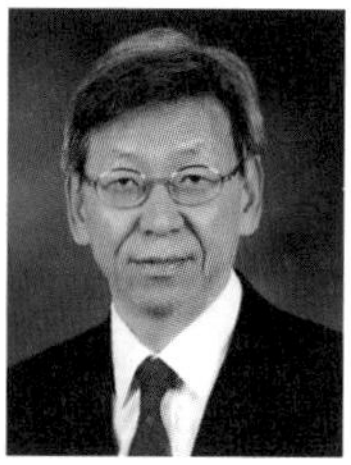

외과 수술을 요하는 흔한 질환인 탈장에 대하여 외과의가 평소에 느끼고 환자들이 궁금해 하는 많은 사항들을 일반인들이 쉽고 재미있게 이해하고 수긍할 수 있도록 집필, 편집한 저서로 강추합니다.

소아 탈장을 가진 자녀들 때문에 걱정을 많이 하실 아기 부모님들께도 좋은 지침서가 될 것입니다.

정성은 _서울대학교 의과대학 외과학교실 교수, 소아외과

서 문

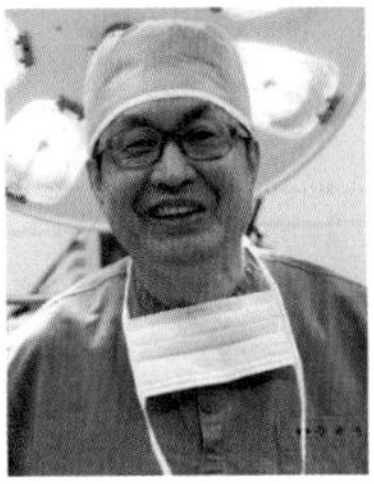

재발과 부작용을 최소화한 새로운 국소마취 무인공망 탈장수술법을 알려드립니다

저는 2001년 국내 최초로 특성화된 탈장수술 클리닉을 오픈한 이래 많은 탈장수술을 해오며, 현재 주류를 이루고 있는 인공망 탈장수술의 문제점을 남들보다 앞서 일찍이 인지하게 되었습니다. 그러나 이것은 홀로 앓아야 하는 고민의 시작이었습니다. 모래를 머금은 조개가 인고의 시간을 통해 아름다운 진주를 형성해내듯, 저희의 새로운 국소마취 무인공망 탈장수술법은 그렇게 태어났습니다.

이제 오시는 분들께 최선의 탈장수술을 해드릴 준비가 완료되었지만, 과거처럼 의사가 진료실만 지키고 있어도 되는 시대가 아니란 것을 느낍니다. 그래서 용기를 내서 그동안 써 놓았던 글들을 다듬고 정리해서 환자 분들께 탈장에 대한 바른 정보를 드리기 위한 책을 출간하게 되었습니다.

이 책을 쓰는 동안 내내 기도와 격려로 함께 해준 평생의 동반자인 사랑하는 아내 정윤과 아빠의 뒤를 이어 의사의 길에 들어선 사랑하는 현석이와 현이의 지지가 이 책이 나오기까지 큰 힘이 되었습니다. 오랜 세월 기도로 함께 해주시는 영국의 권재민 장로님 내외분께도 깊은 감사의 말씀을 올립니다.

또한 책이 나오기까지 실무를 맡아 큰 역할을 한 기획실 이용연 실장과 박은옥 대리, 그리고 오탈자가 혹시라도 있나 꼼꼼히 원고를 검토해준 이기문 부원장께도 감사를 드립니다. 좋은 책이 출간되기까지 성심 성의껏 협업을 해준 청림라이프의 장선희 팀장님과 핵심을 짚은 카툰을 그려준 신예희 작가님께도 감사의 말씀을 드립니다.

2015년 1월

기쁨병원 원장

강윤식

《굿바이 탈장》을 통해 많은 분들이 큰 유익을 얻으시길 기원합니다

1년 전에 《굿바이 탈장》 초판이 발간되고 나서 길지 않은 기간이었지만, 그간 많은 분들이 관심을 갖고 저희 책을 읽어주셨습니다.

어떤 분은 저자 사인을 받고 싶다며 책을 사들고 직접 오시기도 했고, 책방에서 혹은 도서관에서 우연히 마주친 《굿바이 탈장》을 통해 자신이 탈장을 갖고 있다는 걸 처음 알았다며 오신 분들도 있었습니다. 이분들께서 모두 내용이 쉽고 유익했다는 평가를 해주셔서 깊이 감사드립니다.

하오나 저자의 입장에서 좀 더 이해하기 쉽고 좀 더 알찬 내용의 책이 되기를 바라는 마음에 내용을 일부 가다듬고, 일부 새로운 내용을 추가해서 새롭게 개정판을 준비했습니다.

아무쪼록 개정된 《굿바이 탈장》을 통해 많은 분들이 큰 유익을 얻으시기를 기원합니다.

2016년 1월

기쁨병원 원장

강윤식

CONTENTS

추천사 5
서문 8
개정판 서문 9

01

탈장이란 무엇인가

탈장에도 여러 가지 종류가 있다 16
가장 많은 종류는 간접 서혜부 탈장이다 18
서혜부 탈장은 왜 생길까? 20
전립선암 수술 후 7~21%에서 서혜부 탈장이 생긴다 22
서혜부 탈장의 증상은 어떤가? 24
탈장은 저절로 낫지 않는다 26
탈장대, 괜찮은가? 28
탈장수술 시기는 언제가 좋을까? 30
교액되어 장이 썩은 서혜부 탈장환자 32
감돈 탈장의 응급조치 34
오래된 탈장으로 작아진 고환 36
매우 중요한 서혜부 초음파검사 38
병원 선택 전에 꼭 확인해야 할 6가지 40

02

인공망 탈장수술(절개 혹은 복강경)의 문제점

후복벽교정술에서 인공망 탈장수술까지 44
인공망 탈장수술, 어떤 종류가 있나? 47
탈장에 사용하는 인공망의 부작용 50
인공망 탈장수술과 만성 수술 후 통증 53
절개 인공망 탈장수술 수개월 후 생긴 장 천공 57
절개 인공망 탈장수술 후 방광에 생긴 후유증 59
복강경 인공망 탈장수술 후 생긴 통증과 염증 61
절개와 복강경 인공망 탈장수술 후 고름이 계속 나오는 후유증 64
복강경 탈장수술로 삽입한 인공망, 전립선암 수술을 방해할 수 있습니다 67
서혜부 탈장 인공망 제거 수술의 결과 70
복강경 탈장수술 후 생긴 투관침 탈장 72
논문들에 나타난 절개 및 인공망 탈장수술의 결과 76
인공망 탈장수술 후에도 여전히 재발을 하는 이유 82
재발하면 골치가 더 아픈 인공망 탈장수술 84

03

강리페어 탈장수술

신개념 무인공망 탈장수술인 직접-봉합 강리페어 탈장수술 88
매우 간단하면서 가장 튼튼한 강리페어 탈장수술 91
후복벽교정술과는 전혀 다른 강리페어 탈장수술 93
콜럼버스의 달걀 95
성인 서혜부 탈장수술은 안전한 강리페어 탈장수술로 97
강리페어 탈장수술의 구체적인 수술 진행 과정 99
강리페어 탈장수술의 수술 상처 102
강리페어 탈장수술의 수술 전 준비, 수술 시간과 상처 치료 및 수술 후 경과 105

04

국소마취로 하는 안전한 탈장수술

누구에게나 안전한 국소마취 탈장수술 112

국소마취로 서혜부 탈장수술을 하는 것이 좋은 이유 7가지 114

간암 환자의 탈장도 국소마취로 하면 안전 117

100세 탈장도 안전하게 119

100세 어르신의 서혜부 탈장수술 122

103세 어르신의 탈장수술 125

세 번 재발한 탈장도 국소마취로 거뜬하게 128

아스피린과 항응고제, 꼭 끊어야 하나? 131

탈장수술의 국소마취 방법 134

05

소아 탈장 고위결찰술

소아 탈장수술의 표준으로 자리를 지켜온 고위결찰술 138

고위결찰술이 좋은 10가지 이유 140

고위결찰술과 복강경 소아 탈장수술, 눈으로 보기 143

소아에서의 전신마취, 지능저하 및 언어발달과 관련 있어 145

소아(유치원·초등·중학생) 서혜부 탈장수술의 실제 149

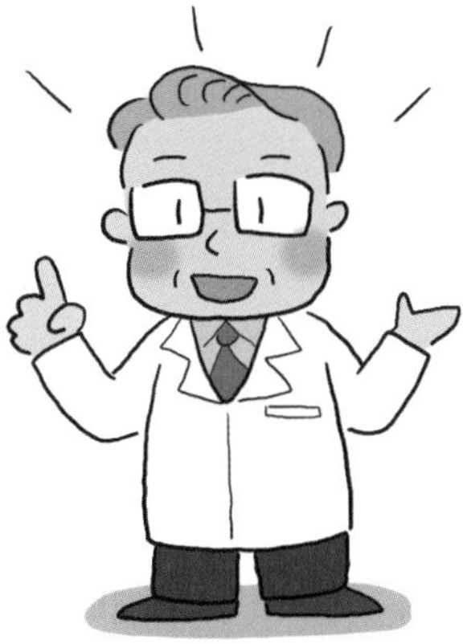

강윤식 원장 진료일기

약침을 맞다 온 탈장 환자 154
인공망 수술 후 재발한 탈장 유감 156
가족들 간에 잘 생기는 서혜부 탈장 158
카톡 친구가 추천한 No 1 서혜부 탈장수술병원 159
이비인후과 의사의 서혜부 탈장수술 161
몽골에서 찾아 온 서혜부 탈장 환자 163
무인공망 탈장수술을 찾아서 온 미국인 165
"숄다이스 병원에 가려다 왔어요" 167

궁금궁금! 탈장이야기(카툰) 170

에필로그 · 세계 최고의 탈장센터를 꿈꾸며 205

01

탈장이란 무엇인가

탈장에도
여러 가지 종류가 있다

탈장은 복강 내에 있어야 할 장이 복벽 근육의 터진 틈을 통해 복강 밖으로 탈출하는 상태를 말합니다. 따라서 탈장은 복강을 둘러싼 부위에서만 발생합니다. 주로 배 앞쪽과 아래쪽 부분으로 생기는 경우가 많고, 옆구리와 등쪽, 횡격막을 통해서도 생깁니다.

다양한 탈장 중에서 가장 흔한 것은 서혜부 탈장입니다. 서혜부란 허벅지와 만나는 아랫배 부위를 말하며 이곳으로 생기는 탈장이 전체 탈장의 90% 이상을 차지합니다.

그 다음으로 흔한 탈장이 배꼽으로 나오는 배꼽탈장이고, 복강경 수술이나 개복 수술한 상처로 탈장이 되는 반흔탈장도 비교적 흔히 발생합니다.

이외에도 배꼽과 명치 사이의 정중앙선에 생기는 상복부 탈장, 서혜부 탈

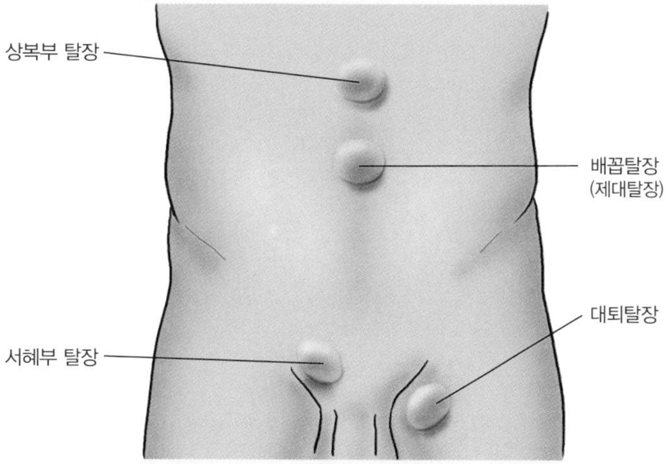

부위별 탈장 종류

장 바로 아래쪽 허벅지 경계부에 생기는 대퇴탈장도 가끔씩 볼 수 있습니다.

대부분의 탈장은 가급적 빨리 수술을 받는 것이 원칙입니다. 시간이 갈수록 탈장 구멍이 커져 심하게 탈장이 되며, 합병증의 위험이 높아지고, 수술이 힘들어지기 때문입니다.

가장 많은 종류는 간접 서혜부 탈장이다

서혜부 탈장은 다시 '직접direct'과 '간접indirect'의 두 가지 종류로 나뉩니다.

직접 서혜부 탈장은 전체 서혜부 탈장의 30%를 차지하며, 탈장주머니가 근육층을 '직접' 뚫고 나오는 탈장입니다. 즉, 옷이 해져 속살이 드러나듯 약해지면서 해진 근육 틈으로 탈장주머니가 비집고 나오는 것입니다.

반면에 간접 서혜부 탈장은 고환 혈관과 정관(여성에선 자궁을 고정시키는 끈 역할을 하는 원형인대)이 근육을 관통하는 틈을 따라 발생하는 탈장입니다. 즉, 이 틈이 넓고 느슨해지면서 탈장이 되는 것이 간접 서혜부 탈장입니다.

직접탈장과 간접탈장은 나오는 위치가 약간 다르고 생기는 기전이 서로 다르기 때문에 절개 위치를 비롯해 수술 방법이 조금 달라져야 합니다. 따라서 수술 전에 초음파검사로 정확하게 진단을 한 후 수술을 시행하는 것이 원칙입니다.

서혜부 탈장의 인접 부위에 생기는 탈장으로 대퇴탈장이 있습니다. 대퇴탈장은 주로 여성에서 생기는데 배와 허벅지의 경계 부위에 발생합니다. 사타구니 부위에 물혹처럼 만져지는데, 대퇴탈장은 탈장된 조직이 탈장 구멍에 끼어 혈액순환이 차단될 위험이 높기 때문에 서둘러 수술을 받는 것이 좋습니다.

서혜부 탈장은 왜 생길까?

왜 자신에게 탈장이 생겼는지 묻는 분들이 종종 있습니다. 자신이 뭘 잘못한 게 있는지 궁금해 하시는 것이지요. 탈장의 원인으로 거론되는 것들은 여러 가지가 있습니다.

첫째로 복압이 지나치게 높게 올라가는 경우입니다. 만성적으로 심한 기침을 하거나, 변을 볼 때 너무 힘을 많이 주는 습관이 있거나, 무거운 것을 자주 드는 직업을 갖고 있거나, 복압이 올라가는 운동을 많이 하는 경우입니다. 지나친 복부비만도 복압을 올리는 원인이 될 수 있습니다.

둘째로, 근육이 약화되는 경우입니다. 연세가 들면서 근육이 자연히 약화되어 가기 때문에 탈장 발생이 증가합니다. 특히 이와 관련해 흡연이 지목되기도 합니다. 지나친 흡연은 근육의 대사과정에 영향을 주어 근육을 약화시키기 때문이며, 특별히 재발탈장의 원인으로 많이 거론됩니다.

그러나 저는 이런 요인들보다 항상 먼저 말씀드리는 게 있습니다. 바로 선천적 요인입니다. 남성의 경우 고환의 동맥과 정맥, 정관 등의 구조물은 다 속에서 근육을 뚫고 나옵니다. 그리고 여성에서는 이에 대치되는 구조물이 바로 자궁의 위치를 고정시키는 끈 역할을 하는 원형인대입니다. 이렇게 근육에 자연스러운 틈새가 원래 있는데, 이 틈이 느슨한 분들이 있습니다. 이런 분들께 위에서 말씀드린 요인들이 가중될 때 서혜부 탈장, 좀 더 정확히는 간접 서혜부 탈장이 생기는 것입니다.

물론 이외에도 정상적인 근육이 약해지며 여기에 틈이 벌어져 생기는 직접 서혜부 탈장도 있습니다. 그러나 이런 탈장도 경험적으로 보면 가족력이 있습니다. 즉, 선천적으로 이 부분의 근육이 약한 경향이 있는 것 같습니다. 따라서 탈장이 생긴 분들은 너무 자책을 안 해도 됩니다. 자신의 잘못보다는 선천적인 요인이 더 크기 때문이지요. 따라서 서혜부 탈장의 가족력이 있는 분들은 위에서 말씀드린 후천적 요인들을 조심하시는 게 좋겠습니다. 즉, 복압을 지나치게 높이는 생활습관을 피하고, 흡연도 가능하면 피하시는 게 좋겠지요.

전립선암 수술 후 7~21%에서 서혜부 탈장이 생긴다

전립선암 수술 후 서혜부 탈장이 생겨서 오시는 분들이 종종 있습니다. 전립선암을 수술한 후에 서혜부 탈장이 많이 발생한다는 사실은 1996년 레간Regan이란 사람이 처음으로 발견해서 발표를 했습니다. 이후 다른 의사들도 비슷한 결과를 발표하였습니다.

지금까지 발표된 바에 따르면, 전립선암 수술 후 서혜부 탈장 발생빈도는 7~21%에 이르는 것으로 되어 있고, 대부분 수술 후 2년 이내에 발생하는 것으로 보고되고 있습니다. 전립선암 수술 후 서혜부 탈장이 많이 발생하는 원인은 아직 분명하게 밝혀져 있지는 않지만, 수술 후 요도 협착이 발생한 분들과 전립선 용적이 컸던 분들, 체질량지수가 낮았던 분들에게서 더 많이 발생하는 것으로 보고되고 있습니다. 암 수술이 잘못 돼서 그런 것은 아니고,

수술 후 생긴 구조적 변화 때문에 서혜부 탈장이 잘 생기는 것으로 생각됩니다. 그러니까 수술한 비뇨기과 의사를 비난할 일은 아닌 것이지요.

이렇듯 전립선암 수술 후 서혜부 탈장이 생긴 분들은 대개 연세가 많고 쇠약하신 분이 많기 때문에, 전신마취를 하는 수술보다는 부담이 적은 국소마취로 수술을 하는 것이 매우 중요해 보입니다. 또한 전립선암 수술로 인해 유착이 생겨 있기 때문에 매우 세심한 수술이 필요합니다.

참고문헌

Regan TC, Mordkin RM, Constantinople NL, Spence IJ, Dejter SW Jr. Incidence of inguinal hernias following radical retropubic prostatectomy. Urology. 1996 Apr;47(4):536-7.

서혜부 탈장의 증상은 어떤가?

탈장이란 병에 대해 잘 모르는 분들이 의외로 많습니다. 그래서 탈장을 방치한 채 몇 년씩 지내시는 분들도 있습니다. 그러나 다음의 증상이 있으면 탈장을 의심해 보아야 합니다.

① 서서 활동을 하면 볼록하게 솟아 오르고 자리에 눕거나 자고 나면 없어진다.

② 기침을 하거나 재채기를 하면 더 크게 볼록해진다.

③ 만지면 말랑말랑하고 꼬르륵거리는 소리가 나기도 하며 뱃속으로 쏙 들어가기도 한다.

④ 간혹 탈장이 나오면 뻐근한 증상이 있기도 하지만 전혀 통증이 없을

때가 더 많다.

이런 증상이 있다면 탈장일 가능성이 매우 높습니다. 그러나 오래된 탈장은 자리에 누워도 들어가지 않은 채 그대로 나와 있는 경우도 많습니다. 이런 상태라면 매우 심한 거니까 더 이상 방치를 하면 안 됩니다.

반대로 아래와 더 비슷하진 않나요?

① 단단하고 동글동글한 콩알 같은 것이 살 속에서 만져진다.
② 누워도 그대로 있거나 오히려 더 잘 만져진다.

이와 비슷한 증상이라면 서혜부 탈장은 거리가 좀 멀고, 임파선이 부은 것이거나 다른 질병일 가능성이 많습니다.

이상의 내용으로 봐서, 탈장 가능성이 있다면 미루지 말고 병원에 오셔서 초음파검사를 통해 확진을 받으십시오.

탈장은
저절로 낫지 않는다

진료를 하다 보면 어렸을 때 탈장이 있었는데 크면서 저절로 없어졌다가 다시 생겼다고 말씀하는 분이 간혹 있습니다. 그러나 탈장이 저절로 낫는 일은 없는 것으로 의학 교과서에는 기술되어 있습니다.

탈장과 잘 구분되지 않는 병에 음낭수종이란 병이 있습니다. 특히 아기들에서 잘 생기는 병으로 서혜부 탈장과 형제지간이라고 말할 수 있는 병입니다. 음낭수종은 '음낭에 생긴 물혹'이란 뜻으로 물혹과 복강 사이에 매우 좁은 관으로 연결되어 있거나 때론 막혀 있기 때문에, 속에 있던 물이 흡수되면서 서서히 없어지는 경우가 있습니다. 어렸을 때 있던 탈장이 저절로 없어졌다는 분들은 바로 이런 경우일 가능성이 많습니다.

반면에 탈장은 탈장주머니와 복강이 넓은 통로로 이어져 있어서 저절로 막힐 수가 없습니다. 탈장 치료를 위해, 중세 시대에는 탈장 환자를 거꾸로 매달아 놓은 적도 있고, 또 침을 맞는 등 민간요법들이 아직도 사용되기도 하지만 한마디로 부질없는 노력입니다. 입술이 저절로 붙는 일이 없는 것처럼 민간요법들을 통해 탈장주머니도 저절로 붙어 막히는 일은 없기 때문입니다. 탈장주머니의 입구를 막는 유일한 방법은 수술밖에 없습니다.

탈장대,
괜찮은가?

연세가 많은 분들 중에 아직도 탈장대를 하시는 분들이 있습니다. 수술을 하는 게 두렵기도 하고, 장이 나오지 못하게 탈장대로 누르고 있으면 탈장 구멍이 저절로 막히지 않을까 하는 막연한 기대감 때문인 것 같습니다. 그러나 탈장대를 오래 해도 탈장 구멍이 저절로 막히는 일은 절대로 없습니다. 탈장대를 하면 오히려 여러 가지 합병증을 일으킬 수 있습니다.

첫째, 장이 심하게 눌려서 피가 통하지 않는 응급상황이 발생할 수 있습니다.

둘째, 탈장대로 심하게 눌린 서혜부 근육이 약해지면서 탈장이 더욱 악화될 수 있습니다.

셋째, 근육이 손상을 입어서 서로 유착이 되어 통증을 유발할 수 있고, 후에 수술을 더 어렵게 만들 수 있습니다.

매우 거추장스럽고 위험하기까지 한 탈장대를 하기보다는 하루라도 빨리 간단하게 수술을 받으시는 게 백 번 낫습니다. 20분이면 끝나는 간단한 수술이기 때문입니다.

탈장수술 시기는 언제가 좋을까?

탈장수술을 언제 해야 하는지 궁금해 하는 분들이 많습니다. 그 답은 간단합니다. 무조건 빨리 하는 게 답입니다.

탈장수술을 무조건 빨리 해야 하는 이유는,

첫째, 합병증 위험이 있기 때문입니다.

① 특히 서혜부 탈장과 대퇴탈장에서 합병증이 많이 발생할 수 있는데, 감돈과 교액이 위험합니다.

② 남성에서 음낭까지 내려오는 탈장이 오래 방치되면 고환의 기능에 장애가 생길 수 있습니다. 특히 어린 아이의 경우 이런 위험이 많아집니다.

③ 남아의 경우 서혜부 탈장과 함께 고환의 발육이상이 동반되어 있는 경

우가 있습니다. 이를 조기에 발견해 교정해주지 않으면 고환의 기능 장애 뿐만 아니라 경우에 따라서는 후에 고환암 등이 발생할 수도 있습니다.

둘째, 지체할수록 재발의 위험이 높아지기 때문입니다.

오래 방치하다 수술을 하면 재발의 위험이 높아집니다. 탈장이 나오는 벌어진 근육 틈이 시간이 갈수록 점점 더 커지기 때문이며, 이렇게 근육 틈이 벌어지고 약해질수록 수술 후 재발의 위험은 높아지게 됩니다. 특히 반흔탈장은 본래 재발률이 매우 높은 탈장이기 때문에 조금 과장해서 말씀드리면 하루라도 빨리 수술을 받으실수록 좋습니다.

그렇다면 모든 탈장은 만사 제쳐놓고 빨리 수술을 받아야 할까요?

그렇진 않습니다. 특히 신생아의 경우 수술해도 안전한 시기까지 기다려 보는 게 좋을 수 있으며, 배꼽탈장의 경우 저절로 막히는 경우도 있기 때문에 두 돌까지도 기다려 볼 수 있습니다. 그러나 이렇게 기다려야 하는 시기엔 감돈이나 교액이 발생하지 않나 잘 관찰하시는 것이 중요합니다만 이런 합병증으로 응급수술을 하게 되는 경우는 통계적으로 1~2% 수준입니다.

성인의 탈장은 하루이틀 급한 건 아닙니다. 그렇다고 탈장이 있는 것을 알면서도 괜히 지체할 이유는 없습니다. 긴급한 일이 있으면 먼저 처리하고 나서 가급적 빨리 수술을 받으시면 됩니다. 혹시 그 사이에 감돈의 증상이 나타나면 빨리 조처를 받으셔야 합니다. 수술로 완치의 기쁨을 누리시길 바랍니다.

교액되어 장이 썩은 서혜부 탈장환자

서혜부 탈장수술을 미루다 장이 썩는 합병증인 교액이 생기는 경우가 있습니다. 빠져나온 장이 작은 탈장 구멍에 껴서 자칫 피가 통하지 않게 되면 장이 썩게 되는 것이지요. 이런 증상은 흔히 나타나진 않지만 그래도 늘 신경을 써야 하는 증상입니다.

50대 중반의 남성분이 바로 교액이 된 상태로 왔습니다. 하루 전 갑자기 서혜부가 단단하게 부어 오르면서, 이후 계속 아프고 방귀도 안 나오고 장이 멈춰 있는 느낌이 든다고 했습니다. 급히 검사를 해보니, x-ray 검사에서 장폐색(장이 막혀 있는 상태)의 소견이 보였고, 혈액검사상 염증세포인 백혈구 수치가 정상치의 3배 가까이 증가되어 있었습니다. 초음파 검사상 서혜부 탈장이 확인되었고요.

급한 상황이라 서둘러 수술에 들어갔습니다. 탈장되어 있는 장이 까맣게 변해 있었습니다. 천만다행인 것은 아직 장이 터져 있지는 않았습니다.

이런 상태에서 장을 억지로 배 속으로 밀어 넣게 되면, 결국은 썩어 있는 장벽이 터져서 심각한 복막염으로 진행되고 패혈증이 발생할 수 있습니다. 그래서 썩어 있는 장을 부분적으로 잘라내고 건강한 부위를 서로 이어주는 수술을 해야 합니다. 물론 탈장 구멍도 잘 막아서 다시 재발이 되는 일이 없도록 해야 되고요.

대개는 작은 탈장 구멍을 통해서는 장을 잘라내고 잇는 수술을 하는 것이 거의 불가능하기 때문에 더 크게 개복을 하고 수술을 해야 됩니다. 그러나 이분은 정말 다행스럽게도 탈장 구멍을 조금 더 넓힌 후 추가의 개복 없이 교액된 소장을 7cm가량 잘라낸 후 이어주는 수술을 할 수 있었습니다. 불행 중 다행이었습니다. 수술 후 다행히 경과가 좋아 3일 뒤 퇴원을 하셨습니다.

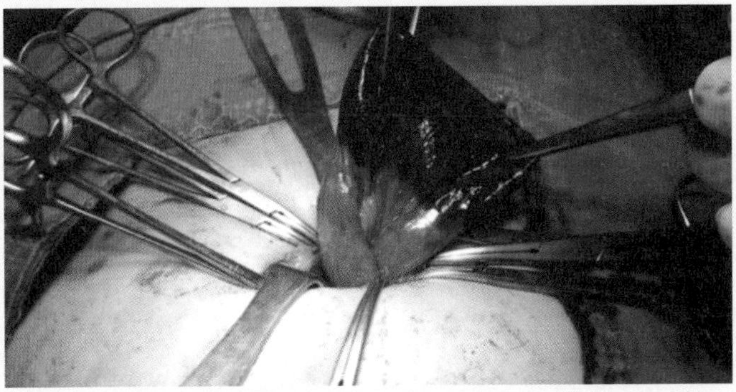

교액되어 까맣게 죽은 장

감돈 탈장의 응급조치

장이 썩는 교액으로 진행되기 전에 장이 탈장 구멍에 끼어 있는 상태를 감돈incarceration이라고 합니다. 탈장 구멍을 통해 빠져 나온 장이 좁은 탈장 구멍의 틈에 꽉 끼어서 장 속으로 도로 들어가지 못하는 상태를 말합니다. 이 상태에서 시간이 지체되면 감돈된 장의 혈액순환에 장애가 오며 장이 썩게 됩니다. 따라서 감돈이 되지 않으면 좋겠지만 혹시 감돈이 되었더라도 교액 상태로 진행이 되지 않도록 응급조치를 해서 빠져나온 장을 도로 집어넣어야 하는 것이 매우 중요합니다. 장이 감돈되면 응급실을 찾는 것이 최선이지만, 급한 경우에는 우선 다음과 같이 해보시기 바랍니다.

1. 아이가 우는 경우 울음을 그치게 해야 한다.

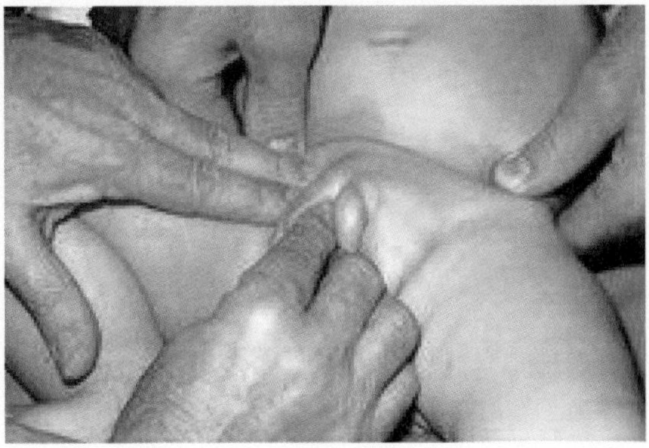

감돈 탈장

2. 자리에 편안하게 눕히고 긴장을 풀게 한다.
3. 탈장이 나온 쪽 다리를 위 사진처럼 개구리 다리 자세로 만들어준다.
4. 볼록하게 탈장된 부위의 봉우리 부분을 지그시 1~2분간 짜주면서 천천히 눌러준다.
5. 감돈된 장이 들어갈 때까지 여러 번 이런 동작을 반복한다.

이렇게 수차례 시도를 하면 대개 감돈 현상이 해소되어 장이 배 속으로 들어가게 됩니다. 그러나 해결되지 않을 경우엔 빨리 응급실을 찾으시는 것이 좋습니다. 감돈된 장이 교액 상태로 진행되기까지에는 몇 시간의 여유가 있으니까 너무 당황하지 말고 차분하게 대처하시면 됩니다.

오래된 탈장으로 작아진 고환

양쪽에 서혜부 탈장이 있는 30대 초반의 남성을 수술한 적이 있습니다. 왼쪽이 더 심했는데 본인은 3년 정도 된 것 같다고 말하지만 제 판단에는 본인은 잘 모른 채 어렸을 때부터 가지고 있었던 것 같았습니다. 왼쪽 고환이 퇴화되어 매우 작아져 있고, 그나마 고환이 충분히 내려오지 않고 음낭의 위쪽 부위에 위치해 있는 것을 보면 알 수 있습니다.

이런 상태는 선천성일 경우가 대부분입니다. 이렇게 고환이 위축되면 정자 생산 기능이 소실되어 불임의 원인이 될 수 있습니다. 다행히 고환은 양쪽에 있기 때문에 한쪽에 이상이 있더라도 기능상으로 문제가 없을 수 있습니다. 저녁 회진 때 보니 다행히도 잘 생긴 아들이 와 있었습니다.

어렸을 때 생긴 탈장의 경우 이와 같이 고환의 이상이 동반되어 있는 경우가 종종 있습니다. 이런 상태를 오래 방치하면 고환의 기능에 문제가 생길 뿐만 아니라, 음낭까지 내려오지 않은 잠복고환은 제거하지 않을 경우 고환암이 발생하기도 합니다. 따라서 어렸을 때부터 있는 탈장은 고환의 이상 유무를 확인하기 위해서라도 반드시 의사의 진찰을 받고 빨리 수술을 받아야 합니다. 장이 내려온 것을 고환으로 오인하고 그냥 지내는 경우도 있기 때문입니다.

매우 중요한 서혜부 초음파검사

서혜부 탈장수술에서 서혜부 초음파검사의 중요성은 아무리 강조해도 지나치지 않습니다. 이렇게 중요한 검사임에도 불구하고 많은 경우 요식행위처럼 시행되는 경우가 많습니다. 그 이유는 정확한 서혜부 초음파검사가 쉽지 않기 때문입니다. 서혜부 탈장의 종류인 간접 탈장indirect inguinal hernia과 직접 탈장direct inguinal hernia을 정확히 구분해내고, 아주 작은 탈장까지 발견하기 위해서는 서혜부 초음파검사 경험이 많이 축적되어야 합니다.

그러나 탈장 환자를 전문적으로 보는 병원이 많지 않아 집중적으로 서혜부 초음파검사 경험을 축적할 기회가 많지 않습니다. 그 결과 서혜부 초음파검사로 탈장이 '있다', '없다'는 판단만 하는 경우가 대부분입니다. 또한 이런 상황에 익숙해져 있는 외과의사들도 서혜부 초음파검사에 대한 기대감이 크지 않기 때문에 세밀한 초음파검사를 요구하지 않게 됩니다. 한마디로 악순환이지요.

그러나 서혜부 초음파검사는 너무나도 중요한 검사입니다. 탈장이 '있다', '없다' 하는 것은 눈으로만 봐도 대개 알 수 있기 때문에, 초음파검사는 어떤 종류의 탈장인지, 반대쪽에도 작은 탈장이 숨어 있는 것은 아닌지를 정확하게 진단할 수 있어야 합니다. 그래야 그에 맞춰 정확한 수술을 할 수 있게 됩니다. 참고로, 복부 CT검사로 탈장 진단을 하기도 하지만, 방사선 피폭의 위험 때문에 가능하면 초음파검사로 진단을 하는 것이 안전합니다.

병원 선택 전에 꼭 확인해야 할 6가지

탈장수술은 병원 선택이 매우 중요합니다. 따라서 반드시 확인을 하셔야 할 것들이 몇 가지 있습니다.

첫째, 어떤 수술 방법을 사용하는지 살펴보십시오.

요즘은 인터넷에도 많은 정보가 있습니다. 어떤 수술법이 제일 간단한지, 회복이 빠른지, 합병증이 적은지 꼼꼼히 확인하십시오.

둘째, 어떤 마취를 사용하는지 확인해보십시오.

어떤 마취가 안전한지 살펴보십시오. 소아나 고령자나 지병을 갖고 있는 분이라면 안전한 마취의 중요성은 아무리 강조해도 지나치지 않습니다.

셋째, 입원 기간이 얼마나 되나 확인해보십시오.

입원 기간이 짧을수록 간단하고 정확하게 수술이 되었다는 의미입니다. 결국 입원 기간이 수술에 대한 종합 평점입니다.

넷째, 수술을 얼마나 하고 있는 병원인지 확인해보십시오.

수술도 부익부 빈익빈, 많이 하는 의사일수록 더 능숙하고 후유증이 적게 수술할 수 있게 됩니다. 큰 병원 의사라고 다 탈장수술을 많이 하는 게 아니라는 것도 기억하실 필요가 있습니다.

다섯째, 재발률이 얼마나 되는지 확인하십시오.

서혜부 탈장은 재발이 많은 병입니다. 수술법의 차이가 재발률에 영향을 많이 주지만, 집도의의 경험과 실력이 더 중요합니다. 재발률이 얼마나 되는지 구체적인 수치로 밝혀 놓은 병원을 선택하시는 것이 좋습니다.

여섯째, 경험자가 직접 작성한 후기를 살펴보십시오.

직접 수술 받은 사람의 진정성 있는 후기를 잘 분별해 읽어보시는 것이 중요합니다.

요즘은 많은 정보가 공개되어 있는 시대입니다. 요모조모 정보들을 비교하시고 판단해보신 후 후회 없는 결정을 하시기 바랍니다.

02

인공망 탈장수술(절개 혹은 복강경)의 문제점

후복벽교정술에서 인공망 탈장수술까지

탈장은 기원전 1550년경의 이집트 파피루스에 그 치료법이 언급되어 있을 정도로 오랜 역사를 가진 질병입니다. 이토록 오랫동안 인류를 괴롭혀온 질병이긴 하지만, 제대로 된 치료 대책이 나온 것은 1870년대 이후입니다. 1850년대를 전후로, 흡입마취법과 멸균소독법이 새롭게 개발이 되면서 근대적인 외과수술이 시작되었기 때문입니다.

그러나 안타깝게도 이때로부터 근래에 이르기까지 탈장수술의 기준으로 시행되어온 바시니Bassini 수술법은 후복벽교정술의 일종으로서 출발부터 많은 문제를 내포하고 있었습니다. 해부학적 이해가 충분치 않은 상태에서 개발된 수술법이었기 때문에, 높은 재발률과 수술 직후의 심한 통증을 태생적으로 갖게 된 것입니다.

서혜부 탈장수술에 인공망이 도입되게 된 배경에는, 기존의 후복벽교정술이 갖고 있던 이와 같은 태생적인 한계가 자리잡고 있습니다. 이후 이리저리 뜯어고쳐봐도 근본적인 결함은 해결될 수가 없었기 때문입니다. 그래서 새로운 시도를 한 게 인공망 서혜부 탈장수술법입니다.

인공망 탈장수술법이 개발된 이후, 모든 문제가 해결된 듯 보였습니다. 외과의사들도 새로운 수술법에 대한 기대감으로 어깨를 활짝 펼 수 있었습니다. 더구나 복강경을 이용한 인공망 탈장수술법까지 개발이 되면서, 이제 외과의사들은 수술법의 선택을 고민해야 하는 행복한 상황에까지 이르렀습니다.

그러나 기대와 실제에는 차이가 있었습니다. 인공망의 도입으로 탈장수술의 완결판이 나온 듯 기대감이 충만했지만 곧 인공망이라는 이물질이 가지고 있는 문제점이 드러났기 때문입니다.

서혜부 탈장수술은 서혜부의 복잡한 구조 때문에 '만성 수술 후 통증'이라는 후유증 발생 가능성을 과거부터 갖고 있었지만, 아기 손바닥 크기에서 어른 손바닥 크기까지의 다양한 모양의 인공망이 쓰이기 시작하면서, 이런 '만성 수술 후 통증'이 더 흔하고 더 심하게 나타나게 된 것이지요. 또한 삽입된 인공망이 혹처럼 단단하게 만져지기도 하고, 세균 감염의 위험도 높아지게 되었습니다. 드물지만 대장이나 방광의 천공이 발생하는 매우 심각한 합병증도 발생합니다.

수술 후 재발률과 수술 직후의 통증은 감소시켰지만, 인공망 자체에 의한 후유증은 무시할 수 없는 문제로 점점 부각되고 있습니다. 줄어들긴 했지만 여전히 발생하는 재발의 문제도 실망감을 안기기에 충분합니다.

이런 여러 문제점들로 볼 때, 우리가 아직 최종 목적지에 도착해 있는 것은 아니라는 사실이 분명합니다. 이물질을 사용하지 않으면서도 재발을 방지할 수 있는 새로운 탈장수술법의 도입이 절대적으로 필요한 시점에 와 있습니다.

참고문헌

- Nienhuijs S, Staal E, Strobbe L, Rosman C, Groenewoud H, Bleichrodt R. Chronic pain after mesh repair of inguinal hernia: a systematic review. Am J Surg. 2007 Sep;194(3):394-400.
- Mavros MN, Athanasiou S, Alexiou VG et al. Risk Factors for Mesh-Related Infections After Hernia Repair Surgery: A Meta-Analysis of Cohort Studies. World Journal of Surgery. 2011;35(11):2389-98.
- Goh YM, Amin J, Denys G. The learning curve: How many laparoscopic inguinal hernia repair cases would surgical trainees be expected to achieve before they become fully competent in this procedure? International Journal of Surgery. 2013 Aug;11(7):566-7.

인공망 탈장수술, 어떤 종류가 있나?

요즘 전 세계적으로 가장 많이 시행되고 있는 탈장수술이 바로 인공망을 사용하는 수술법입니다. 인공망 탈장수술법은 1990년대부터 본격적으로 시행되기 시작했으며, 크게 절개 인공망 탈장수술과 복강경 인공망 탈장수술로 나눌 수 있습니다.

인공망 탈장수술은 리히텐슈타인Lichtenstein이란 외과의사가 화학섬유로 만든 질긴 망사 형태의 그물막으로 서혜부의 근육 외곽을 넓게 덮어주는 수술법을 개발한 것으로부터 시작됐습니다.

그리고 얼마 지나지 않아, 루트코프Rutkow는 인공망을 작은 깔때기 모양으로 만들어 탈장이 나오는 근육의 틈새 길목에 삽입하는 메쉬 플러그mesh plug

인공망 탈장수술의 종류

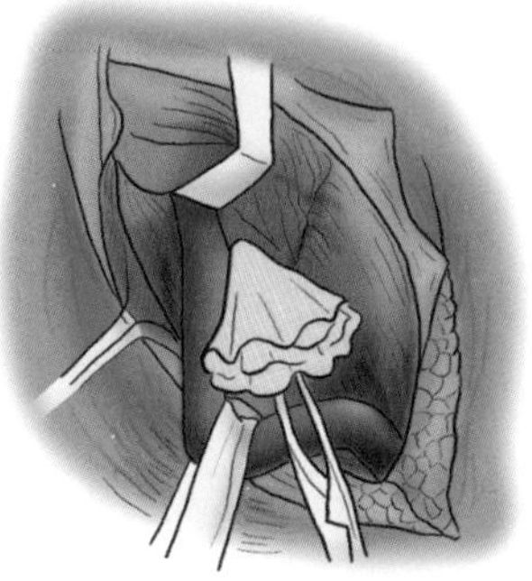
메쉬 플러그 탈장수술
(인공망 깔대기를 끼워 줌)

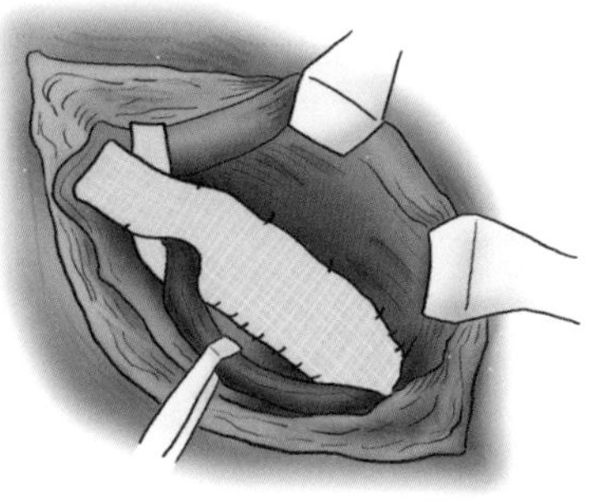
리히텐슈타인 탈장수술
(인공망으로 덮어 줌)

수술법을 발표했습니다. 이후 일부 외과의사들은 메쉬 플러그를 삽입한 후 다시 그 바깥쪽 근육 위에 인공망 천을 덮어주는 리히텐슈타인 수술을 추가로 시행하기도 합니다. 이들 방법들은 절개 인공망 탈장수술에 속합니다. 피부와 근막층을 절개한 후 인공망을 삽입하는 수술들이지요.

이즈음 복강경 기구를 이용해 인공망을 설치하는 복강경 인공망 탈장수술법도 개발되었습니다. 많은 분들이 복강경 탈장수술은 인공망을 사용하지 않는 것으로 생각하기도 하는데, 복막 안쪽인 복강 안쪽이나 혹은 바로 바깥층인 복막전층preperitoneal space에 널찍한 인공망 천을 삽입한 후 철심으로 고정해 탈장의 길을 막아주는 수술법입니다. 이렇게 복강경 탈장수술의 도입으로 인공망을 사용하는 다양한 탈장수술법을 갖추게 되었습니다.

절개 인공망 탈장수술과 복강경 인공망 탈장수술이 서로 어느 방법이 더 좋은가에 대한 논의가 활발합니다. 그러나 절개 방식과 복강경 탈장수술 방식 간에 수술 결과의 차이는 그렇게 크지 않습니다. 따라서 이런 구분보다는 '인공망 탈장수술이냐, 무인공망 탈장수술이냐'로 분류하는 것이 후유증 등을 고려할 때, 더 타당할 수 있습니다.

탈장에 사용하는 인공망의 부작용

인공망 탈장수술에 쓰이는 인공망의 재료로는 폴리프로필렌polypropylene 이라는 합성수지, 즉 플라스틱 제제가 제일 많이 쓰이고 있습니다. 인공망이란 이 물질을 그물망mesh 형태로 직조한 천이며, 제조 공장만 다를 뿐 우리 주변에서 흔히 볼 수 있는 모기장과 다를 것이 없습니다. 실제로 일부 빈곤국에서는 모기장을 잘라 소독해 탈장수술에 사용하기도 합니다. 탈장수술에 사용하는 인공망은 이런 플라스틱 인공망을 적당한 크기로 잘라 천 형태로 사용하거나 다양한 입체 모양의 인공망 구조물로 만들어 사용되고 있습니다. 이런 플라스틱 그물망이 전 세계적으로 인기리에 사용되면서부터 인공망이 갖고 있는 여러 문제점들도 서서히 드러나기 시작하고 있습니다. 삽입된 인공망이 탈장 수술 후 '만성 수술 후 통증'의 빈도를 높이거나 심화시키는 경우들이 적지 않고, 혹처럼 만져져서 불쾌감을 주기도 합니다. 드물지만, 꺼칠꺼칠한 인공 망이 주변의 방광, 심지어는 장에 천공을 일으키기도 하고, 인공망 올 사이에 세균이 자라면서 감염이 발생해 상처에서 계속 고름이 나오는 경우도 있습니다. 이뿐만 아니라 어떤 분들에게는 인공망에 대한 알레르기도 있습니다. 결국 이런 후유증을 해결하기 위해, 삽입된 인공망을 제거하거나 심지어 는 장을 잘라내는 큰 수술이 필요한 경우들이 발생하고 있습니다. 문제는 주변 조직들에 심하게 유착되어 있는 인공망을 제거하는 수술은 탈장수술보다 훨씬 더 힘들다는 사실입니다. 이런 문제점이 드러나면서 의식 있는 의사들은 수년 전부터 '노 메쉬No mesh! '란 캐치프레이즈를 내걸고 무인공망 수술로 회귀하고 있습니다.

미국 식품의약품안전처FDA 에서도 이미 몇 차례에 걸쳐 골반탈출증에 사용하는 폴리프로필렌 메쉬polypropylene mesh 의 부작용 위험성을 경고해왔습니다. 현재 이 재료를 '고위험 기구high risk device '로 지정하는 것을 검토 중에 있습니다. 또한 영국의 BBC, 캐나다의 CTV, 미국의 CBS TV방송에서 이들 인공망의 부작용에 대한 특집 방송이 최근 방영될 정도로 사회문제화 되고 있습니다.

그러나 아직도 인공망을 사용하는 탈장수술이 가장 이상적인 것처럼 주장하는 의사들이 많이 있습니다. 참으로 안타까운 일이 아닐 수 없습니다. 하루 빨리 인공망의 문제점들이 널리 알려져서 환자분들이 올바른 탈장수술법을 선택할 수 있게 되기를 바랄 뿐입니다.

참고문헌

· Robinson TN, Clarke JH, Schoen J, Walsh MD. Major mesh-related complications following hernia repair: events reported to the Food and Drug Administration. Surgical Endoscopy. 2005;19(12):1556–60.

· Falagas ME, Makris GC. Mesh-related infections after hernia repair, in Hernia Repair Sequelae. Volker Schumpelick, Robert J. Fitzgibbons, eds. 2010, Springer-Verlag: Berlin, Heidelberg, New York. pp. 98-102.

· Halle'n M, Bergenfelz A, Westerdahl J. Laparoscopic extraperitoneal inguinal hernia repair versus open mesh repair: long-term follow-up of a randomized controlled trial. Surgery. 2008;143:313-7.

· http://www.fda.gov/MedicalDevices/Safety/AlertsandNotices/ucm142636.htm#hernia

인공망 탈장수술과 만성 수술 후 통증

1870년대에 현대적인 탈장수술이 시작된 이래 그간 탈장수술법의 변천 역사는 재발과의 싸움이 가장 중심에 있었고, 수술 후 통증에 대한 싸움도 중요한 포인트였습니다. 1980년대부터 절개 인공망 탈장수술이 본격적으로 시행되고, 그리고 1990년대 들어서는 복강경 인공망 탈장수술이 가세하면서 재발과의 싸움에서는 많은 성취를 이룬 게 사실입니다. 그러나 아쉽게도 수술 후 통증에 있어서는 문제를 더 악화시켰다고 볼 수 있습니다.

서혜부 탈장수술의 만성 후유증으로 꾸준히 거론되어온 것으로 만성 수술 후 통증chronic postsurgical pain, CPSP이 있습니다. '만성 수술 후 통증'은 탈장수술 6개월 이후에도 지속되며 일상생활에 불편을 초래하는 통증을 말합니다. 이런 '만성 수술 후 통증'은 인공망 도입 이전에 시행되던 후복벽교정술

후에도 발생했지만, 빈도가 낮았고 수술 직후의 심한 통증 문제에 가려 큰 주목을 받진 않았습니다.

다행히 인공망 탈장수술이 도입된 후, 탈장수술 직후의 심한 통증은 많이 해소가 됨으로써 인공망 탈장수술의 큰 장점으로 부각되었습니다. 그러나 인공망 탈장수술의 경험이 늘어가면서 여러 부작용이 드러나기 시작했고, 그 중에서도 만성 수술 후 통증이 가장 두드러졌습니다. 만성 수술 후 통증은 인공망을 사용하지 않아도 발생할 수 있지만, 인공망을 사용함으로써 그 발생 빈도가 늘어나고 통증의 크기가 더 커진 것입니다. 서혜부를 지나는 큰 신경들과 정관, 고환과 연결된 혈관들, 복잡한 근육 조직들이 삽입된 인공망과 심하게 유착이 되면서 나타난 현상입니다.

문제는 이분들 중 일부에서는 도저히 견딜 수 없는 통증 때문에 삽입된 인공망을 도로 제거해주어야 하는 경우들이 있다는 것입니다. 그러나 인공망 제거 수술은 주요 신경과 혈관을 비롯한 주변 조직에서 박리를 하는 과정이 매우 힘든 수술일 뿐 아니라, 항상 제거가 가능한 것도 아닙니다. 특히나 복강경 인공망 탈장수술을 받은 경우엔 인공망 제거가 거의 불가능합니다.

몇 년 전 수술을 해드린 분이 있습니다. 그분은 은퇴한 경제학자였는데 모 대학병원에서 절개 인공망 서혜부 탈장수술을 받은 이후 일상생활을 전혀 할 수 없을 정도로 심한 수술 부위 통증이 지속돼서 오신 분입니다.

"왼쪽 탈장수술 부위에 심한 통증이 있으며, 왼쪽 허리 쪽으로 방사통이 심하고, 그 자리는 쑤시고 땅기고 쓰리고, 안 아플 때도 긴장감이 있고, 고환 밑이 계속 당기고, 시간이 가면서 점점 더 안 좋아진다."

외래 초진 차트에 기록된 문진 내용입니다. 강력한 진통제로도 듣지 않는 극심한 통증이 있음에도 수술한 병원에서는 아무런 대책을 찾아주지 못했습니다. 고통과 절망감에 전전긍긍하다가 저를 찾아오셨습니다. 첫 진찰 후 답답하기는 저도 마찬가지였습니다. 수술했던 부위는 인공망 삽입으로 생긴 이차적인 변화 때문에 돌덩이처럼 굳어져 있었습니다. 그래도 해결의 실마리를 찾기 위해서는 인공망을 제거해보는 길밖에 없었습니다.

그러나 마음이 무거웠습니다. 인공망을 제거한다고 해서 과연 통증이 없어질지…. 없어진다면 얼마나 없어질지…. 아니, 돌덩이처럼 단단한 데를 헤치며 인공망을 제거하는 수술이 과연 가능은 할지…. 당시로서는 저도 삽입된 인공망을 제거하는 수술을 해본 경험이 없었기 때문입니다.

착잡한 마음이었지만, 환자분에게 모든 상황을 자세히 설명드린 후 최선을 다해보자며 수술을 시작했습니다. 수술 과정은 예측했던 것보다도 훨씬 더 어려웠습니다. 큰 인공망이 너무 깊게 삽입되어 있었으며 주변 조직에 돌덩이처럼 엉겨 붙어 있어서 경계 부위를 확인하는 것조차 쉽지 않았습니다.

문제는 서혜부 깊은 곳으로 들어갈수록 큰 혈관과 신경들이 지나고 있다는 것입니다. 심한 유착으로 어디가 어딘지 알 수 없는 이런 악조건하에서는 수술 과정이나 수술 후에 어떤 불상사가 발생할지 예측할 수가 없습니다. 따라서 안전을 생각한다면 깊은 곳에 붙어 있는 인공망은 남겨두고 중간쯤에서 수술을 끝내야 합니다. 그러나 이렇게 하면 심한 통증이 해결될 가능성은 훨씬 더 줄어들 것입니다.

수술을 계속 진행할지 아니면 이 정도에서 중단할지 잠시 숙고한 후, 이 분에게는 통증 해결이 무엇보다도 중요하다는 생각에, 저는 모험을 선택하기로 했습니다. 기도하는 마음으로 수술을 계속해 나갔습니다. 힘들고 겁나는 과정들을 통해 어느덧 인공망이 전체적으로 깨끗이 빠져나오는 순간, 눈에 들어오는 수술 부위의 모습을 보고 전율을 느꼈습니다. 인공망이 제거된 깊은 바닥에는 맥박 치는 동맥들과 종잇장처럼 얇은 그러나 굵은 정맥들이 마치 생선 뼈를 발라 놓은 듯 적나라하게 드러나 있었기 때문입니다.

다음날 아침 회진을 가는데 너무 많이 궁금해, 뛰어들다시피 병실에 들어서며 어떠시냐고 여쭤봤습니다.

"그동안 괴롭히던 통증과 불편감이 깨끗이 없어졌습니다."

Praise Jesus!

저와 인공망과의 본격적인 싸움이 시작된 계기입니다.

참고문헌

- Demirer SD, Kepenekci I, Evirgen O, Birsen O, Tuzuner A, Karahuseyinoglu S, Ozban M, Kuterdem E. The effect of polypropylene mesh on the ilioinguinal nerve in open mesh repair of groin hernia, in Hernia Repair Sequelae. Volker Schumpelick, Robert J. Fitzgibbons, eds. 2010, Springer-Verlag: Berlin, Heidelberg, New York. pp. 266-73.
- Nienhuijs S, Staal E, Strobbe L, Rosman C, Groenewoud H, Bleichrodt R. Chronic pain after mesh repair of inguinal hernia: a systematic review. Am J Surg. 2007 Sep;194(3):394-400.

절개 인공망 탈장수술 수개월 후 생긴 장 천공

탈장수술을 한 수개월 후 갑자기 수술 부위에 고름이 잡혀 찾아오신 분이 있었습니다. 왼쪽 서혜부 탈장으로 메쉬 플러그mesh plug 형태의 인공망을 삽입했던 70대 중반의 남성 환자분입니다. 응급수술로 확인해보니, 삽입한 인공망이 주변 가까이에 붙어 있던 에스상 결장의 벽을 마찰시키며 서서히 뚫고 들어가 작은 천공이 생겼고, 그 구멍으로 변이 새어 나오면서 수술 부위에 고름이 잡힌 것이었습니다. 할 수 없이 인공망을 다 제거한 후 장을 부분적으로 잘라낸 후 다시 이어주는 수술을 해드렸습니다.

이렇게 삽입한 인공망이 장 벽을 손상시켜 천공이 생기는 것은 좌측 서혜부 탈장일 때 특히 잘 생길 수 있습니다. 좌측 서혜부에는 복벽 매우 가까이에 에스상 결장이 위치해 있는 경우가 드물지 않고, 또 종종 활탈탈장sliding hernia이라고 불리는 탈장이 잘 생기기 때문입니다.

활탈탈장이란 탈장주머니의 한쪽 벽에 장이 널찍하게 붙어 있는 탈장으로서 이런 경우 삽입한 인공망이 탈장주머니 벽에 붙어 있는 장에 직접적인 손상을 줄 수 있기 때문입니다. 위의 환자분도 좌측 서혜부 활탈탈장으로 에스상 결장이 탈장주머니 벽에 붙어 있던 분이었습니다.

이런 합병증이 한 번 생기면 재난이나 마찬가지입니다. 잘라내고 이은 장이 다시 터지는 경우도 드물지 않기 때문에 매우 어려운 상황을 맞을 수도 있습니다. 따라서 좌측 서혜부 탈장수술을 할 경우에는 특히 인공망 수술이 위험하며, 게다가 활탈탈장일 경우 인공망을 삽입하는 것은 더욱 위험합니다.

참고문헌

· Seker D, Kulacoglu H. Long-term complications of mesh repairs for abdominal-wall hernias. J Long Term Eff Med Implants. 2011;21(3): 205-18.

· Ripetti V, Vaccara VL, Eleonora A, Giorgio GB, Alloni R. Mesh Infection and Migration after Umbilical Hernia Repair. Surgical Science. 2013; 4: 421-5.

· http://www.fda.gov/MedicalDevices/ProductsandMedicalProcedures/ImplantsandProsthetics/HerniaSurgicalMesh/default.htm

절개 인공망 탈장수술 후 방광에 생긴 후유증

"2012년 2월경 서혜부 탈장수술을 받았습니다. 수술 후 통증으로 항생제 치료도 받았고 일상생활을 하다가 2013년 5월경 인공망 제거 수술을 시도하였으나 신경이 많이 뭉쳐 있어 실패했습니다. 작년 말부터 소변 볼 때 잔뇨감과 탈장수술한 우측 서혜부에 찌릿한 통증이 있어 비뇨기과에서 치료를 받던 중 최근 통증이 심해지고 혈뇨가 나타나 CT촬영을 해보니 탈장수술 부위에 넣은 인공망이 방광에 영향을 주어 염증을 유발한다는 진단을 받고 수술이 필요하다는 말을 들었습니다. 이런 경우 인공망 제거 수술을 해야 하나요?"

저희 병원 홈페이지 게시판에 올라온 상담 글입니다. 이런 질문을 받으면

난감합니다. 인공망 제거 수술이란 게 말처럼 쉽지 않기 때문이지요. 더구나 이분처럼 앞의 시도에서 제거에 실패한 경우라면 더 말해 무엇하겠습니까?

질문하신 분이 처한 상황은 매우 심각해 보였습니다. 배뇨 장애와 혈뇨 증상으로 봐서 방광 손상이 일부 진행되고 있는 것으로 보이기 때문입니다. 외국의 피해 사례에서도 삽입한 인공망이 방광을 뚫고 들어간 경우들이 있으니까 이분 같은 경우 그런 정도까지 문제가 확대되기 전에 빨리 제거를 해야 할 것입니다. 그럼에도 불구하고 선뜻 "제게 오시면 잘 수술해드리겠습니다"라는 답변을 드리지 못했습니다. 수술 자체의 위험성이 매우 높은 상태에서 어느 의사에게 수술을 받을지는 환자분이 직접 결정을 하시는 것이 옳다고 생각되었기 때문입니다.

복강경 인공망 탈장수술 후 생긴 통증과 염증

만성 수술 후 통증의 빈도가 절개 인공망 수술에 비해 반 정도에 불과하다는 이유로 복강경 인공망 탈장수술이 제일 좋은 서혜부 탈장수술이라고 주장하는 의사들이 많이 있습니다. 그러나 빈도가 절개 인공망 탈장수술보다는 낮다고 해도 여전히 10% 이상 되고 복강경 인공망 탈장수술 후에 인공망 후유증이 발생하면 해결이 훨씬 더 어렵습니다.

20대 후반의 여성이 진료를 받으며 하소연을 한 적이 있습니다. 1년 전, 복강경 인공망 서혜부 탈장수술을 받았는데, 한 달 뒤쯤부터 수술한 부위가 따끔거리더니 점점 더 심해져서 요즘은 고통 때문에 견디기가 힘들 정도라고 했습니다. 수술했던 병원에 가서 고통을 호소했더니 타이레놀을 10개월치나 처방을 해주었다고 하더군요. 이 이야기를 듣고 수술한 의사도 얼마나 막막하고 답답했으면 그랬을까 하는 생각이 들어 안쓰럽기까지 했습니다.

인공망 때문에 견디기 힘든 통증이 있다면 삽입한 인공망을 제거하는 것이 근본적인 해결책입니다. 그러나 문제는 인공망 제거가 말처럼 쉽지 않다는데 있습니다. 그래도 절개 인공망 탈장수술을 한 경우라면 힘들긴 하더라도 인공망을 제거할 수는 있습니다. 그러나 복강경으로 넣은 인공망을 제거하는 수술은 거의 불가능합니다. 국내엔 이런 수술을 하는 병원이 없고 미국에서도 극히 일부의 의사들만 복강경으로 삽입한 인공망을 제거하는 수술을 하고 있는 것으로 알고 있습니다.

이렇게 복강경으로 삽입한 인공망을 제거하는 병원이 거의 없는 이유는 복강경 인공망 탈장수술은 복막 바로 위 깊은 곳에 넓게 인공망을 펼쳐 넣기 때문입니다. 즉, 복막과 제일 안쪽의 복근 사이에 인공망을 최소 14×

복강경 인공망 탈장수술과 절개 인공망 탈장수술

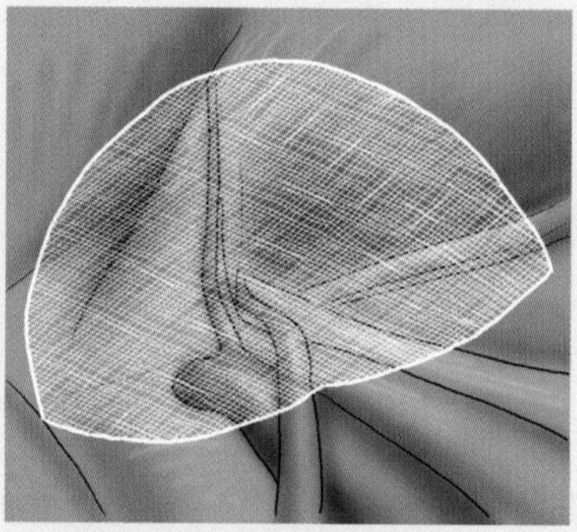
큰 인공망으로 속에서 막아줌

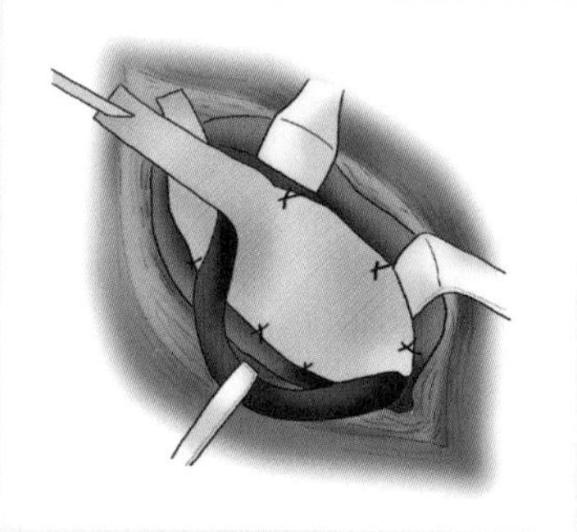
인공망으로 덮어줌

10cm 크기로 펼쳐서 철심으로 고정을 해놓기 때문에 넓은 부위에 걸쳐 주변 조직과 엉겨 붙어 있는 인공망을 다 뜯어낸다는 것이 기술적으로 매우 어렵습니다.

이런 예가 특별한 경우가 아니라는 것은 다음의 상담 글을 보시면 알 수 있습니다. 어떤 여성이 제게 상담을 하면서 남겼던 글입니다.

"저는 모 전문 병원에서 복강경으로 탈장수술을 받았습니다. 탈장은 아주 조금 그랬다며, 인공망은 대비 차원에서 정해진 것보다 더 크게 했다 했습니다. 저는 부작용 사례를 보게 되어 찾아가 여쭤보니 부작용은 만 명 중 한 명 있을까 말까 하다면서 그럴 일 없다고 하셨어요. 헌데 수술한 지 몇 달 안 되어서부터 따갑고 아프더니 지금은 다시 부은 것 같고, 앉을 때 아프고 쓰린 것도 같고 따갑고 아픕니다. 의사가 재수술이 안 된다 그랬는데, 속상해서 요즘 우울증까지 왔네요."

인공망 부작용이 만 명 중 한 명 있을까 말까 하다는 말은 사실과 달라도 한참 다른 말입니다. 어쨌든 절개 인공망 탈장수술이든 복강경 인공망 탈장수술이든, 인공망을 사용하는 탈장수술은 최대한 자제되어야 한다는 것을 알 수 있게 해주는 사례들입니다.

참고문헌

· Kirchhoff P, Dincler S, Buchmann P. A multivariate analysis of potential risk factors for intra- and postoperative complications in 1316 elective laparoscopic colorectal procedures. Ann Surg. 2008; 248:259.

절개와 복강경 인공망 탈장수술 후 고름이 계속 나오는 후유증

만성 수술 후 통증보다는 빈도가 적지만 인공망의 또 다른 드물지 않은 합병증이 감염입니다. 인공망에 감염이 한번 발생하면 인공망을 제거하기 전까진 상처 부위에서 계속 고름이 흘러나옵니다.

절개 인공망 탈장수술 후, 삽입한 인공망에 감염이 되어 두 달 가까이 다른 병원에서 입원 치료를 하다가 저희 병원에 오셔서 인공망 제거 수술을 받으신 분이 있습니다. 40대 초반의 남성분이신데, 이분의 힘든 시간들은 수도권의 한 대학병원에서 서혜부 탈장수술을 받으면서 시작되었습니다.

한쪽에 서혜부 탈장이 있어 수술을 받게 되었는데, 이때 고환에 문제가 있다며 고환을 음낭 아래쪽에 고정하는 수술을 함께 받았답니다. 그러나 얼마 후 고환이 만져지지 않게 되었고, 검사 후 배 속으로 들어간 것으로 판단되어 재수술을 하게 되었습니다. 이 과정에서 수술 부위에 감염이 되어 이후 심한 통증과 함께 고름이 잡혔고, 인공망이 삽입되어 있는 상태라 염증이 쉽게 가라앉지 않아 이런저런 우여곡절을 겪으며 한 달 보름 이상 입원 치료를 하다가 결국 인공망을 제거해야겠다는 이야기를 들었답니다.

인공망에는 일단 감염이 발생하면 인공망을 제거하기 전에는 해결이 되지 않습니다. 수술 상처를 통해 고름이 멎지 않고 계속 나오기 때문이지요. 이 분도 한 달 보름 이상 입원 치료를 했지만 상처에서 계속 고름이 나오는 통에 결국 인공망 제거를 해야겠다는 수술한 의사의 이야기를 듣고는, 수소문 끝에 저희 병원에 오셔서 수술을 받게 되었습니다.

어려운 과정이었지만, 다행히 수술이 잘 되었습니다. 이런 수술의 경우 상처를 봉합하면 다시 곪기 때문에 상처를 열어놓은 채 며칠 입원해서 치료를 하기로 했습니다. 다음날 저녁에 회진을 갔는데, "두 달 내내 많이 아팠는데, 인공망을 제거한 이후 통증이 싹 사라졌다"며 매우 기뻐하셨습니다.

인공망 감염은 복강경 인공망 탈장수술 후에도 생길 수 있습니다. 30대 후반의 남성이 4년 여 전에 복강경으로 인공망을 삽입하는 탈장수술을 받으셨습니다. 그런데 3년이 지난 작년에 수술 부위가 뻘겋게 부어오르기 시작했습니다. 그래서 바로 고름을 째고 인공망을 제거하는 수술을 받았지만, 3개월 후 다시 고름이 잡혀 재수술을 받았습니다. 그러나 문제는 해결되지 않았고, 또다시 고름이 잡히자 인터넷 검색을 통해 저희 병원을 알고 찾아오셨습니다.

배농을 위해 만든 서혜부 상처를 통해 고름이 계속 나오는 상태였습니다. 인공망 제거 수술을 받았으면 문제가 해결되었어야 하는데, 이후에도 반복해서 고름이 잡히는 이유는 인공망 제거가 완벽하게 되지 않았기 때문입니다.

결국 저희 병원에서도 애를 써서 수술을 시행했지만 인공망을 전부 다 제거할 수는 없었습니다. 그래서 수술 후 20여 일간 입원해서 매일매일 인공망이 남아 있는 상처 깊은 곳까지 씻어내고 상처에 직접 항생제를 도포하는 힘든 과정을 거친 후 어느 정도 회복된 상태에서 퇴원했고, 퇴원 후에도 지방에 사시는 관계로, 3~4시간 걸리는 먼 길을 3개월간 1주일에 한 번씩 병원에 와서 치료를 받으며 상처를 아물렸습니다. 현재 치료를 일단락한 후 6개월 정도 흐른 시점까지 이상은 없지만, 언제 또 재발하는 것은 아닌지 불안한 게 솔직한 심정입니다.

참고문헌

- Delikoukos S, Tzovaras G, Liakou P, et al. Late-onset deep mesh infection after inguinal hernia repair. Hernia 2007; 11:15.
- Falagas ME, Kasiakou SK. Mesh-related infections after hernia repair surgery. Clin Microbiol Infect. 2005 Jan;11(1):3-8.
- Avtan L, Avci C, Bulut T, Fourtanier G. Mesh infections after laparoscopic inguinal hernia repair. Surg Laparosc Endosc. 1997 Jun;7(3):192-5

복강경 탈장수술로 삽입한 인공망, 전립선암 수술을 방해할 수 있습니다

복강경 탈장수술도 인공망 탈장수술의 일종이라면 절개 방식의 인공망 탈장수술과는 무엇이 다른 것일까요? 그것은 바로 인공망을 삽입하는 위치입니다. 즉 절개 인공망 탈장수술에서는 바깥쪽의 근육과 근육 사이에 인공망을 삽입하는 반면에 복강경 인공망 탈장수술에서는 복막전층이나 복막에 인공망을 고정해줍니다.

요즘은 대개 복막전층에 인공망을 삽입 고정하는 TEP Total Extraperitoneal Patch Plasty라는 수술을 하는데, 복막전층은 영어로는 preperitoneal space라고 하며, 한자로는 腹膜前層이라고 씁니다. 피부와 근육층을 차례로 절개해 들어가다 보면 복막 직전에 만나는 층이 바로 복막전층입니다. 이제 복막만 절개하면 배 속, 즉 복강 내로 들어가는 것입니다.

복벽의 단면

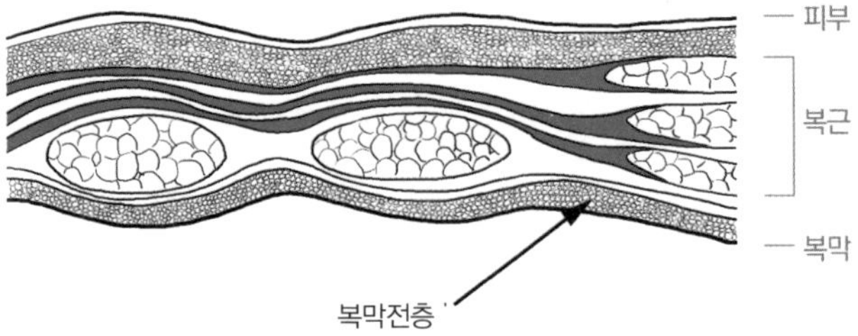

이 부위에 14×10cm 넓이의 인공망 천을 펼쳐 넣고 고정을 해주는 복강경 탈장수술을 받기 전에 한 가지 신중하게 고려해 보아야 할 문제가 있습니다. 그것은 바로 전립선암과 관련한 문제입니다. 전립선암은 50대 이후부터 서서히 발생하기 시작해서 60대부터 급격히 늘어나는 남성의 대표적인 암입니다. 또한 식생활이 점점 서구화되어가면서 점점 더 늘어나는 추세에 있습니다.

그런데 복강경 탈장수술에서 복막전층에 삽입한 인공망이 후에 전립선암 수술을 방해할 수 있습니다. 복강경 탈장수술 시에 삽입한 인공망 천이 전립선 주변 조직에 심한 유착을 일으키기 때문입니다. 《Comprehensive Textbook of Surgery*(Editor-in-Chief; Dinesh Vyas, Jaypee Brothers Medical Publishers (P) Ltd.)*》의 61쪽에 보면 바로 이런 내용이 기술되어 있으며, 따라서 전립선암의 발생 위험이 높은 사람들의 경우에는 복강경 탈장수술을 하지 말 것을 권유하고 있습니다.

물론 이런 주장에 대한 반론도 있는 게 사실입니다. 그러나 이런 위험성이 전혀 없는 다른 방식의 탈장수술법이 있는데도 불구하고 이런 위험을 감수하면서까지 복강경 인공망 탈장수술을 꼭 해야 할 이유가 과연 있을까 의문이 듭니다.

과거에 복강경 탈장수술로 서혜부에 삽입한 인공망 때문에 로봇수술로 전립선암 수술을 받지 못하고 개복해서 수술을 받으신 분도 실제로 보았기 때문입니다.

참고문헌

- Vyas D, Kant K. Hernia-Femoral and Inguinal, and Scrotal Diseases, in Comprehensive Textbook of Surgery. Vyas D. eds. 2012 Jaypee Brothers Medical Publishers (P) Ltd. New Dehli. pp 58-63.
- Stolzenburg JU, Liatsikos E, Horn LC, Truss MC. Indications for endoscopic extraperitoneal radical prostatectomy, in Endoscopic Extraperitoneal Radical Prostatectomy. Stolzenburg JU, Gettman MT, Liatsikos EN. eds. 2007 Springer-Verlag Berlin Heidelberg. pp 39-48.

서혜부 탈장 인공망 제거 수술의 결과

인공망을 제거하는 수술은 생각보다 훨씬 힘든 경우가 많습니다. 인공망이 삽입된 형태가 제각각일 뿐 아니라 복잡한 서혜부 구조물들에 매우 심하게 유착되어 있는 경우가 많기 때문입니다. 따라서 수술 중 신경이나 정관, 혈관, 때론 복막에도 심각한 손상이 발생할 위험이 있을 뿐만 아니라 재발의 위험성도 염려가 됩니다. 그 결과 인공망 후유증으로 수년씩 고통을 받으면서도 선뜻 제거 수술을 결정하지 못하는 환자분들이 많습니다.

그러나 저희 기쁨병원과 서울대학병원 외과에서 공동으로 인공망 제거 환자 25명의 자료를 분석해 발표한 결과를 통해, 인공망 제거 수술의 후유증이나 재발 위험이 염려했던 것만큼 높지 않다는 것이 확인되었습니다. 이들 중 17명은 만성 수술 후 통증으로, 4명은 인공망 세균 감염으로, 그리고

4명은 기타의 이유로 인공망을 제거하였습니다.

만성 수술 후 통증으로 인공망을 제거한 분들의 통증 정도(Visual Analog Scale: 0~10)는 수술 전 평균 9.5에서 인공망 제거 후 평균 1.25로 현저히 감소하였습니다. 세균 감염으로 인해 인공망을 제거한 경우는 인공망 제거 후 감염이 다 해결되었습니다. 인공망 제거 수술 후 불편한 증상이나 생활의 불편을 호소한 경우는 단 한 분도 없었습니다. 또한 인공망 제거 수술 후 탈장이 재발한 분도 없었습니다. 이런 좋은 결과는 고통 받는 환자분들을 위해 얼마나 다행스러운 일인지 모릅니다.

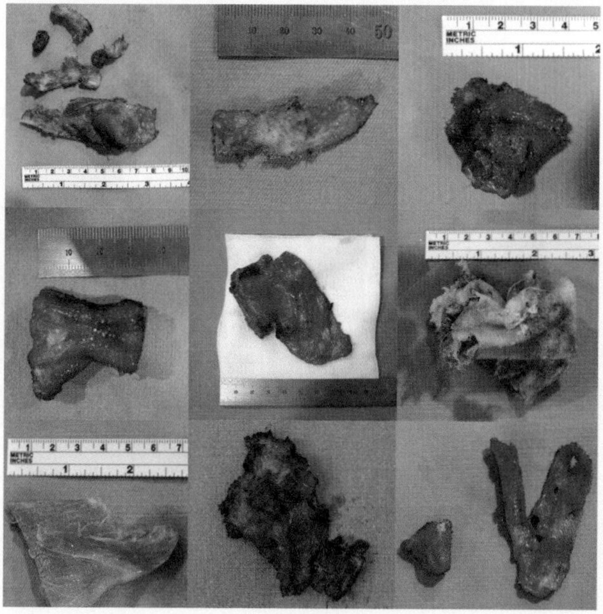

제거된 인공망

복강경 탈장수술 후 생긴 투관침 탈장

복강경 인공망 탈장수술 후 자칫 새로운 부위의 탈장을 발생시킬 수 있다는 사실을 알고 계시나요? 바로 투관침 탈장trocar-site hernia 이야기입니다. 투관침 탈장이란 복강경 수술 시 투관침trocar 을 꽂았던 구멍으로 생기는 반흔탈장을 말합니다.

복강경 수술 후, 투관침 탈장이 가장 많이 생기는 자리는 바로 배꼽입니다. 배꼽은 복벽의 다른 부위와 달리 단 한 겹의 근막으로 되어 있고, 또 복벽 중에서 장력tension 이 가장 많이 가해지는 부위이기 때문입니다. 그 결과 복강경 수술 후 배꼽에 뚫었던 구멍이 다시 벌어지며 탈장이 잘 생길 수 있습니다. 투관침 탈장의 발생률은 복강경 수술 환자의 0.021%에서부터 6%까지

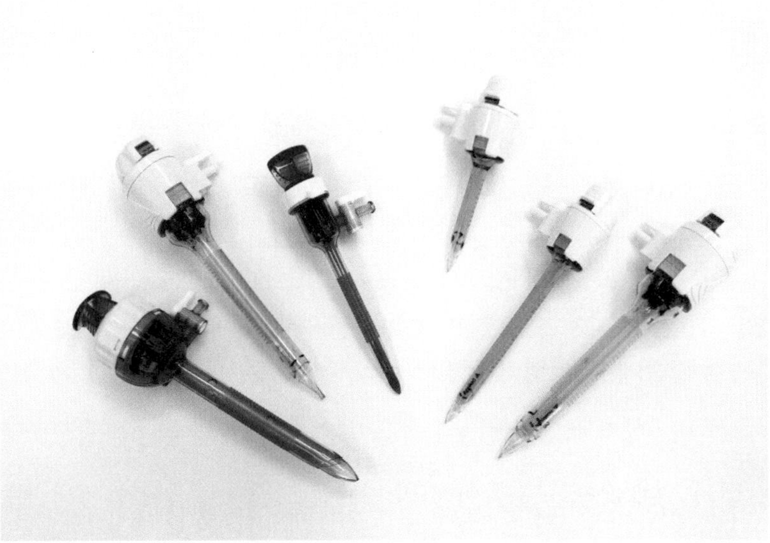

여러 모양의 투관침

다양하게 보고되고 있습니다. 그러나 실제 발생빈도는 이보다 훨씬 더 높을 것으로 생각하는 외과의사들이 많습니다. 많은 환자분들이 투관침 탈장이 발생해도 무시하거나 초기에는 모르고 지내는 경우가 많기 때문입니다.

투관침 탈장의 발생률이 생각보다 높을 것이라는 추정과 관련해서 《미국 외과학회지The American Journal of Surgery》 2014년도 1월호 (Volume 207, Issue 1, Pages 1-6) 에 실린 한 논문은 매우 중요한 의미가 있습니다. 스페인 바르셀로나 대학병원 외과에서 2007년부터 2008년 사이에 수술 한 241명의 복강경 담낭 절제술 환자를 평균 46.8개월간 집중적으로 추적 관찰을 한 결과,

57명(25.9%)에서 배꼽에 생긴 투관침 탈장이 확인되었다는 결과입니다. 특히나 저자들은 투관침의 직경이 12mm 이상일 때 투관침 탈장이 잘 생긴다고 보고하고 있습니다. 따라서 투관침 구멍 수를 줄이기 위한 목적으로 배꼽에 큰 직경의 투관침을 1개 꽂고 수술하는 단일공one-port 복강경 수술을 할 경우, 투관침 탈장의 발생률이 올라갈 가능성이 있습니다.

투관침 탈장에 대한 염려는 지나친 기우라고 생각하는 분들도 있습니다. 그러나 타병원에서 복강경 탈장수술을 받은 후 발생한 투관침 탈장으로 수술을 받기 위해 오시는 분들이 저희 병원엔 드물지 않습니다. 저희 병원에 오기 1년 전 모 유명 대학병원에서 우측 서혜부 탈장으로 복강경 탈장수술을 받았던 59세 남성도 그 중의 한 분입니다. 이 남성은 탈장 수술 6개월 후에 배꼽 쪽으로 투관침 탈장이 생겨서 그 병원에서 수술을 받았습니다. 그런데 얼마 전 투관침 탈장이 다시 재발되어서 오셨습니다. 수술을 해보니 지름이 3cm 정도나 되는 큰 구멍이 열려 있고, 이곳으로 탈장이 되는 상태였습니다. 유착이 심하게 생겨 있어서 아주 어렵게 수술을 마칠 수 있었습니다.

투관침 탈장은 반흔탈장의 일종이기 때문에 이 환자분에서처럼 재발을 하는 경우가 꽤 많습니다. 그리고 자연적으로 생긴 탈장에 비해 탈장구멍 주변에 장이 유착되어 있는 등 매우 복잡한 경우가 많기 때문에 특히 수술에 주의를 해야 합니다. 또 많은 경우에서 탈장구멍이 불확실해 수술범위가 생각보다 많이 커지기도 합니다.

이렇듯 투관침 탈장은 한번 생기면 아주 골치가 아픈 탈장입니다.

혹 떼려다 혹 붙일 수 있는 복강경 탈장수술!

탈장을 고치려다 더 골치 아픈 투관침 탈장을 불러올 수 있는 복강경 탈장수술은 매우 신중히 선택을 하셔야 합니다.

참고문헌

· Kirchhoff P, Dincler S, Buchmann P. A multivariate analysis of potential risk factors for intra- and postoperative complications in 1316 elective laparoscopic colorectal procedures. Ann Surg. 2008; 248:259.

논문들에 나타난 절개 및 인공망 탈장수술의 결과

일반적으로 복강경 인공망 탈장수술은 수술 후 결과가 절개 방식에 비해 열등한 것으로 보고되어왔으며, 이는 논문의 결과를 볼 때 분명해집니다.

미국 과학정보연구소ISI: Institute for Scientific Information가 과학기술 분야 학술잡지에 게재된 논문의 색인을 수록한 데이터베이스를 SCIScience Citation Index라고 하는데, SCI에 등재된 학술지는 국제적으로 정규 학술지로서 인정을 받고 있다는 의미입니다. 이들 SCI 등재 학술지들은 임팩트 팩터Impact Factor, IF라는 일종의 점수로 평가를 받고 있습니다. 가령 '2015년도 IF'=(2013, 2014년에 해당 논문지에 출판된 논문이 2015년에 피 인용된 횟수)/(2013, 2014년에 해당 논문지에 실린 논문의 수)라는 공식으로 계산이 됩니다.

전 세계적으로 SCI에 등재된 학술지는 모두 4,000여 종에 이르며, 이 중

외과 계통 학술지는 2013년 현재 모두 198 종류가 있습니다. 이들 198 종류의 외과 학술지들 중 랭킹 1위의 학술지는 1885년도에 창간된 《Annals of Surgery》란 학술지이며, SCI 등재 학술지의 평균 IF가 2.0~3.0 이하인 데 비해 2013/2014년도 《Annals of Surgery》의 IF는 7.188입니다. 즉, 수많은 외과 학술지 중에서 《Annals of Surgery》에 실린 논문들이 다른 연구자들에 의해서 가장 많이 인용되고 있다는 의미이며, 그만큼 이 학술지에 실린 논문들은 그 신뢰성과 가치를 인정받고 있다는 의미입니다.

이렇게 신뢰성이 높은 《Annals of Surgery》 2009년도 제1월호에 실린 탈장수술 관련 논문의 결과를 보면, 서혜부 탈장수술을 받은 30세에서 70세 사이의 1,512명의 남성 환자를 추적 조사한 결과, 탈장 재발률은 TEP(복강경 인공망 탈장수술의 한 종류) 그룹에서 3.5%였고, Lichtenstein(절개 인공망 탈장수술의 한 종류) 그룹에서 1.2%였습니다($p=0.008$).

또한 제인S. K. Jain과 노부C. Norbu라는 두 의사가 2006년도에 발표한 〈복강경으로 하는 서혜부 탈장수술이 절개 인공망 수술보다 더 좋은가?〉라는 논문도 좋은 정보를 주고 있습니다. 이 논문이 다루고 있는 탈장수술 건수 등의 방대함은 국내에서 발표된 몇 안 되는 탈장 관련 논문들과는 차원이 다릅니다.

이 논문은 어느 한 병원에서 시행한 탈장수술의 결과를 분석한 것이 아니고, 과거 여러 해에 걸쳐 국제학술지에 발표된 수십 개 이상의 탈장수술 관련 논문을 일일이 다 비교 분석해서 결론을 도출하는 메타 분석meta-analysis 방법으로 연구한 논문입니다.

구체적으로는 미국에서 발표된 14개 논문에 포함된 2,164건의 수술과 영국에서 발표된 26개 논문에서 다룬 928건의 수술, 그리고 EU에서 발표된 41개 논문에 포함된 7,161건의 수술 등 총 81개 논문의 10,253건의 탈장수술 외에도 기타 논문들에 포함된 수백 여 건 이상의 탈장수술 결과를 다 포함해 분석한 논문입니다.

이와 같이 여러 기관에서 발표한 방대한 자료를 통합해, ① 재발률 ② 합병증 ③ 수술 시간 ④ 비용 ⑤ 수술 후 통증 등의 5개항에 대해 절개 인공망 탈장수술과 복강경 인공망 탈장수술을 비교 분석한 것이므로, 그 결과의 객관성과 신뢰성이 충분하다고 생각합니다.

그럼 이 논문을 통해 밝혀진 내용은 구체적으로 무엇일까요?

1. 재발률

보시는 것처럼 표에 포함된 5개의 그룹 모두에서 일관되게 복강경 인공망 탈장수술이 절개 인공망 탈장수술에 비해 최소 2배 이상 재발률이 더 높은

저자	복강경 인공망 탈장수술	절개 인공망 탈장수술
MRC Lap Groin Hernia trial group	1.9%	0%
Champault	6%	2%
Neumayar	10.1%	4.9%
NICE 2004	2.3%	1.3%
Andersson	2.5%	0%

것을 알 수 있습니다.

2. 합병증

저자	복강경 인공망 탈장수술	절개 인공망 탈장수술
MC Cormack	8/2, 315 장기(visceral) 7/2, 498 혈관(vascular)	1/2, 599 장기(visceral) 5/2, 758 혈관(vascular)
Grant	심각한 합병증 15건	심각한 합병증 4건
MRC trial group	5.6%	1.4%
Neumayer	39%	33.4%

위 표에서 보시듯이 심각한 합병증을 비롯해 장기나 혈관 손상 등 합병증이 복강경 인공망 탈장수술에서 더 높다는 것을 알 수 있습니다.

3. 수술 시간

수술 시간도 모든 조사에서 복강경수술이 더 긴 것으로 되어 있습니다. 복강경은 수술이 더 복잡하기 때문에 수술 시간이 더 긴 것은 당연한 결과입니다. 결국 전신마취 시간이 더 길어진다는 의미입니다.

4. 비용

예상대로 비용도 복강경수술에서 더 비쌉니다.

5. 수술 후 통증

대체적으로 수술 후 통증은 복강경수술에서 더 적은 것으로 확인되었습니다. 그러나 스토커Stoker 등처럼 절개 인공망 탈장수술이 수술 직후 통증이 더 적다고 발표한 논문들도 있는 것으로 봐서 집도의에 따른 차이가 있을 것으로 판단됩니다. 브이에이 그룹VA group에서는 수술 후 14일째의 통증에 차이가 없다고 했습니다.

이 외에도 저자들은 복강경 탈장수술의 경우 반드시 전신마취로 수술을 해야 하며, 음낭탈장 등 탈장이 매우 심한 경우 등에서는 적용할 수 없는 단점이 있다고 지적했습니다.

이상에서 살펴본 것처럼, 수술 후 통증 항목을 제외한 모든 부문에서 복강경 인공망 탈장수술이 절개 인공망 탈장수술보다 단점이 많은 것을 알 수 있습니다. 이런 결과는 복강경 인공망 탈장수술에 대한 많은 분들의 환상을 깨기에 충분합니다. 복강경수술에 익숙한 의사들이 늘어나면서, 최근 들어 복강경 인공망 탈장수술의 결과가 이전보다는 개선되는 경향이 있습니다만, 아직도 복강경 인공망 탈장수술이 절개 인공망 탈장수술보다 결과가 더 좋다는 논문은 거의 찾아보기 힘듭니다.

결론적으로 말씀드리면 복강경수술이 전통적으로 시행되어온 절개 방식의 수술보다 대부분의 평가 요소에서 열등하다는 것이 일반적인 평가입니다. 그렇다고 해서 절개 인공망 탈장수술이 최고의 수술이라고 말씀드릴 수는 없습니다. 복강경 인공망 탈장수술이건 절개 인공망 탈장수술이건 둘 다 인공망이라는 이물질을 사용하는 수술이기 때문입니다. 다만 한 가지 꼭 기억하시면 좋은 것은, 작게 상처를 절개하고 외과의사가 직접 눈으로 보며 수술하는 절개 방식의 탈장수술이 복강경 장비를 이용해 수술하는 복강경 탈장수술보다는 여러 면에서 결과가 더 좋다는 것입니다.

참고문헌

· Eklund AS, Montgomery AK, Rasmussen IC, Sandbue RP, Bergkvist LA, Rudberg CR. Low recurrence rate after laparoscopic (TEP) and open (Lichtenstein) inguinal hernia repair: a randomized, multicenter trial with 5-year follow-up. Ann Surg. 2009 Jan;249(1):33-8.

· Jain S, Norbu C. Is Laparoscopic Groin Hernia Repair Better Than Open Mesh Repair? The Internet Journal of Surgery. 2005 Volume 8 Number 2.

인공망 탈장수술 후에도 여전히 재발을 하는 이유

인공망 탈장수술이 널리 시행되고 있는 이유는 과거의 후복벽교정술에 비해 재발률을 많이 낮출 수 있게 되었기 때문입니다. 그러나 사실은 아직도 인공망 탈장수술 후 재발한 분을 드물지 않게 보게 됩니다. 통계에 따라 2~5%의 재발률을 보고하고 있습니다. 튼튼한 인공망으로 막아주는 데도 불구하고 왜 탈장이 재발하게 되는 것일까요? 그 이유는 꼭 막아야 할 데를 막아주지 않고 수술을 하기 때문입니다.

한국 최초로 2001년에 탈장 전문 클리닉을 개설한 이후 많은 탈장수술을 경험하면서 제가 얻은 단순하면서도 핵심적인 결론이 하나 있습니다. 바로 탈장 구멍을 정확하게 막아주어야 재발을 하지 않는다는 것입니다. 탈장 구멍이란 복강을 둘러싸고 있는 복벽 근육에 생긴, 장이 빠져나오는 틈을 말합니다. 서혜부 탈장의 탈장 구멍은 서혜 내륜internal inguinal ring이라고 부르고 있습니다.

너무도 당연하게 들리는 이 결론이 실제론 탈장수술에서 잘 지켜지지 않고 있는 게 현실입니다. 인공망 서혜부 탈장수술에서도 인공망으로 가려주는 곳은 이 탈장 구멍 자체가 아니라 그 앞이나 뒤 부분입니다. 인공망으로 일종의 가벽(假壁)을 세우는 것이지요. 즉, 인공망 탈장수술은 절개수술이든, 복강경수술이든 벌어져 있는 서혜 내륜은 그대로 방치한 채, 바깥쪽 혹은 안쪽에 인공망을 넓게 덧대서 덮어주듯 가벽을 만들어주는 수술입니다. 결국, 넓게 펼쳐져 있는 가벽의 가장자리 어느 한 지점에 틈이 생기면 막지 않은 서혜 내륜을 통해 다시 나온 장이 가벽 가장자리의 틈으로 다시 탈장이 되는 것입니다.

보통 후복벽교정술과 인공망 탈장수술은 전혀 다른 수술로 생각합니다만, 서혜 내륜을 막아주지 않고 가벽을 세운다는 점에서는 두 수술이 동일한 개념의 수술입니다. 차이점이 있다면 방어선의 재료만 다른 것이지요. 즉, 후복벽교정술은 서혜 내륜 바깥쪽 다른 근육을 억지로 당겨 꿰매는 데 반해, 인공망 수술에서는 근육 대신 폴리프로필렌polypropylene 섬유로 만든 그물망을 사용해서 가벽을 만든다는 점입니다.

인공망 탈장수술은 가벽의 재료로 잘 찢어지는 근육 대신 질긴 인공망 천을 사용함으로써 재발률을 10~20%에서 2~5%로 낮추긴 했지만, 핵심인 서혜 내륜이 여전히 열려 있기 때문에 재발을 원천 차단하지 못하는 것입니다.

재발하면 골치가 더 아픈 인공망 탈장수술

다른 수술도 마찬가지이지만, 특히 탈장은 재발하면 할수록 수술이 더욱 힘들어집니다. 그래서 간혹 같은 자리에 일곱 번, 여덟 번 재발을 했다며 오시는 분도 있습니다. 따라서 재발을 한 탈장일수록 신중하고 완전하게 수술을 해야 재발의 악순환에서 벗어날 수 있습니다.

어느 날인가 하루 세 분에게 재발 탈장수술을 해드린 날이 있습니다. 세 분 중 한 분은 1년 전에 서울의 한 대학병원에서 인공망으로 탈장수술을 받았으나 8개월여 만에 재발되어 오신 분이었고, 또 다른 한 분은 두 달 전에 역시 서울에 있는 대학병원에서 인공망 탈장수술을 받았으나 보름도 안 되어 재발을 한 분입니다. 남은 한 분은 20여 년 전에 후복벽교정술이라는 방법으로 수술했던 분이었고요.

재발한 탈장수술이 어려운 이유는 이전에 수술한 부위에 심한 유착이 생겨 있기 때문입니다. 유착이 심한 상태에서는 쪼그라들어 있는 얇은 탈장주머니를 찾아 처리하는 것이 쉽지 않고, 결국 탈장이 다시 나오지 않도록 처리하는 것 역시 어려워집니다.

과거에 시행되던 후복벽교정술은 10%대의 높은 재발률이 큰 단점이었지만, 이왕 재발한 입장에서 보면 그래도 재수술하는 것이 아주 어렵진 않습니다. 유착이 있어도 수술을 매우 어렵게 할 정도는 아닌 경우가 많기 때문입니다. 그러나 인공망 탈장수술은, 재발률을 2~5%로 낮추기는 했지만, 일단 재발이 되면 재수술이 매우 어렵습니다. 수술 부위에 삽입한 인공망이 주위 조직과 매우 심한 유착을 일으켜 재수술을 아주 어렵게 만들기 때문입니다. 재수술이 어려우면 주변 조직에 많은 손상을 입힐 뿐 아니라 결과적으로 또 다시 재발할 위험성을 높일 수 있습니다. 결국 재발을 줄이기 위해 사용한 인공망이, 그럼에도 불구하고 재발을 한 분에겐 최악의 상황을 유발시킵니다.

만일 제가 서혜부 탈장이 생겨서 후복벽교정술과 인공망 탈장수술 중에 하나를 선택해 받아야 한다면 저는 당연히 후복벽교정술로 수술을 받을 것입니다. 후복벽교정술이 비록 재발은 다소 많아도 골치 아픈 인공망 후유증을 피할 수 있고, 혹 재발을 하더라도 재수술이 훨씬 더 용이하기 때문입니다. 그러나 염려 마십시오. 인공망을 사용하지 않고도 재발을 획기적으로 줄인 새로운 탈장수술법이 있기 때문입니다.

03

강리페어
탈장수술

신개념 무인공망 탈장수술인 직접-봉합 강리페어 탈장수술

수술을 받으시는 분들이라면 누구나 최상의 수술 결과를 기대합니다. 탈 많고 말 많은 탈장수술을 앞둔 분들은 더욱 그렇습니다. 강리페어 탈장수술이 가장 이상적인 탈장수술법인 이유는 무엇일까요?

첫째, 재발이 거의 없습니다.

수술을 받으면서 재발되기를 바라는 사람은 아무도 없습니다. 그러나 서혜부 탈장수술은 과거로부터 재발이 많은 것으로 알려져 왔습니다. 현재 가장 널리 시행되고 있는 인공망 탈장수술의 재발률도 2~5% 정도 됩니다. 그러나 강리페어 탈장수술법의 재발률은 현재까지 0.5%에 불과합니다.

둘째, 수술 직후 통증이 적고 회복이 매우 빠릅니다.

통증이 적고 회복이 빠른 수술은 누구나 바라는 것입니다. 그러기 위해서는 수술 범위가 작고 주변에 손상을 가장 적게 주는 수술이 최고입니다. 3cm 크기의 작은 상처를 통해 최소 범위로 수술하며, 탈장 구멍, 즉 탈장륜만을 찾아 막아주는 직접-봉합 강리페어 탈장수술은 통증이 매우 적어 당일 퇴원이 가능하고, 회복이 매우 빨라 다음 날부터 출근을 하는 분들도 있습니다. 당연히 수술 다음날부터 비행기 여행도 가능합니다.

셋째, 후유증이 적습니다.

탈장수술의 후유증은 수술 범위가 크고 수술이 복잡할수록 발생 위험이 높습니다. 수술을 하면서 주변 조직에 손상을 일으킬 가능성이 많아지기 때문입니다. 인공망 탈장수술은 인공망을 삽입하기 위해 넓은 범위를 박리해서 공간을 만들어야 하고 삽입한 인공망을 고정하는 과정에서 많은 봉합을 하거나 철심을 박기 때문에 후유증의 위험성이 당연히 높아집니다. 또한 이물질인 인공망이 주변 조직과 유착을 일으킴으로써 그 위험성을 더 높입니다.

그러나 강리페어 탈장수술은 인공망을 삽입하고 고정하는 과정이 전혀 없고, 수술 과정이 간단하고 단순화되어 있으며, 주변 조직 손상이 최소화되고 이물질이 들어가지 않기 때문에 후유증이 적습니다.

넷째, 제일 안전한 국소마취로 수술을 합니다.

탈장수술을 받기 위해서는 보통 척추마취나 전신마취를 하게 됩니다. 그러나 이들 마취법은 건강 상태가 좋지 않은 분들에게는 위험할 수 있습니다. 그렇기 때문에 수술 전에 매우 복잡한 검사들을 받아야 합니다. 마취를 하는데 문제가 없을 정도의 건강 상태인지를 확인하기 위해서입니다. 이런 과정을 거쳐서 수술을 진행하더라도 마취 과정에서 활력 징후(혈압, 맥박수, 체온 등)의 급격한 변화가 초래될 수 있기 때문에 매우 조심스럽게 마취를 해야 합니다.

그러나 강리페어 탈장수술은 국소마취로도 가능할 정도로 간단하고 신속하게 끝나는 수술법입니다. 국소마취는 다 알다시피 가장 안전하고 간단한 마취법이기 때문에 건강 상태가 좋지 않은 분들이나 고령자도 안전하게 수술을 받을 수 있습니다.

매우 간단하면서 가장 튼튼한 강리페어 탈장수술

강리페어 탈장수술은 인공망을 쓰지 않는 수술법입니다. 인공망을 사용하지 않는다면 좋아하면서도 한편으로는 "큰 인공망을 써야 더 튼튼한 것이 아닌가?" 하는 의문을 완전히 떨쳐버리지 못하는 분들도 있는 것 같습니다.

그러나 이런 의구심은 전혀 오해에서 비롯된 것입니다. 가령, 담벼락에 쥐가 드나드는 구멍이 있다면 이를 막는 최선의 방법은 무엇일까요? 다른 가벽(假壁)을 만들어 세우는 것일까요? 아니면 쥐구멍을 찾아 직접 막아주는 것일까요? 가벽을 세운다고 해도 어딘가 틈이 있어 그리고 쥐가 드나들 가능성이 생기지 않겠습니까? 그러나 쥐구멍을 찾아 꽉 막아준다면 확실하지 않겠습니까? 바로 강리페어 탈장수술이 쥐구멍을 찾아 막아주듯 탈장이 나왔다 들어갔다 하는 구멍을 찾아 직접 막아주는 방법입니다.

그러나 절개 혹은 복강경 인공망 탈장수술은 탈장 구멍을 그대로 둔 채, 인공망으로 가벽을 세우는 방법이지요. 따라서 인공망 탈장수술은 힘들고 거창하게 인공망을 설치함에도 불구하고 여전히 2~5%에서 재발을 하는 것입니다.

후복벽교정술과는 전혀 다른 강리페어 탈장수술

무인공망 탈장수술을 개발했다고 말씀드리면 대부분 좋아하면서도 한편으로는 "그러면 옛날의 후복벽교정술로 돌아간 것은 아닌가?" 하고 걱정하는 분도 있는 것 같습니다.

그러나 두 수술은 전혀 다른 수술입니다. 후복벽교정술은 탈장이 나오는 구멍은 그냥 놔둔 채, 상관없는 주변의 근육들을 강제로 당겨 봉합을 해서 탈장 구멍의 앞을 가려주는 수술인 반면, 직접-봉합 강리페어 탈장수술은 말 그대로 탈장 구멍을 직접 막아주는 수술이기 때문입니다.

결국 후복벽교정술은 그 개념에 있어서는 절개 인공망 탈장수술의 한 종류인 리히텐슈타인 수술법과 동일한 수술법입니다. 정확히는 리히텐슈타인 탈장수술법이 후복벽교정술의 개념을 그대로 이어 받은 수술이라고 해야겠

후복벽교정술

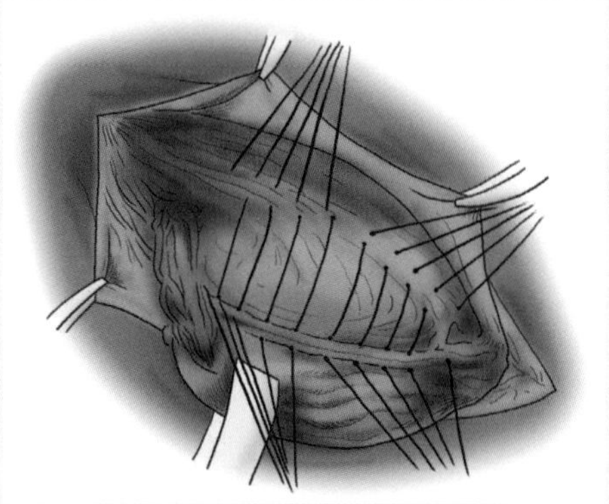

떨어져 있는 근육을 당겨 꿰맴

지요. 차이가 있다면 후복벽교정술은 이웃한 근육을 강제로 당겨서 가벽을 세웠지만 리히텐슈타인 수술법에선 가벽의 재료로 인공망을 사용했다는 것입니다. 따라서 강리페어 탈장수술은 후복벽교정술과는 인공망을 쓰지 않는다는 점만 같을 뿐, 기본 개념이 전혀 다른 새로운 수술법입니다.

콜럼버스의 달걀

강리페어 탈장수술은 간단하면서도 재발과 통증이 거의 없다고 말씀드리면 의아해 하시는 분들이 있습니다. "그렇게 쉽고 좋은 수술법이 왜 이제야 개발되었나?" 하는 의문입니다.

서혜부는 해부학적 구조가 매우 복잡해서 오랫동안 탈장수술을 한 외과 의사들도 서혜부 탈장의 구조적인 결함에 대한 정확한 이해가 쉽지 않습니다. 더구나 탈장 구멍은 다른 근육 뒤에 가려져 쉽게 보이질 않습니다. 그러다 보니 기존의 인공망 탈장수술을 정확하게 시술하는 것만으로도 외과의 사로서는 큰 자랑이고 자부심일 때가 많습니다.

2001년, 한국 최초의 탈장센터를 개설한 이후, 저는 10,000건 이상의 서혜부 탈장수술 경험을 갖게 되었고, 그런 경험을 바탕으로 하고서야 근래에 이르러 인공망을 사용하지 않으면서도 매우 튼튼한 새 수술법을 착안할 수 있게 된 것입니다.

"아, 그거! 생각해보니 정말 그렇네!"

강리페어 탈장수술은 콜럼버스의 달걀입니다.

성인 서혜부 탈장수술은 안전한 강리페어 탈장수술로

통상 20세가 넘으면 성인이라고 부릅니다. 젊은 연령대에서는 간접탈장이 주를 이루나 나이가 많아질수록 직접탈장의 비율이 점점 높아집니다. 전체적으로 보면 성인의 서혜부 탈장은 간접탈장이 70%를 차지하며 직접탈장의 비율이 30% 정도를 차지합니다.

정관과 고환 동정맥이 관통하는 근육의 틈새를 비집고 나오는 간접탈장은 선천적인 경향성을 갖고 있으며, 직접탈장은 간접탈장보다 조금 아래 안쪽, 즉 하셀바하 삼각지Hasselbach triangle라고 불리는 곳의 한 겹으로 된 근육을 찢고 나오는 탈장으로 근육이 약해질 때 발생하기 때문에 나이가 많아질수록 직접탈장의 비율은 높아집니다.

성인의 간접 서혜부 탈장에서 탈장주머니를 처리하는 방식은 소아 탈장의 고위결찰술과 동일합니다. 그러나 이 단계만으로 수술을 끝낼 경우, 재발할 확률이 매우 높습니다. 탈장주머니가 빠져나왔던 탈장 구멍, 즉 탈장륜의 직경이 크기 때문에 이 부분을 보완하지 않으면 이곳을 통해 다시 탈장이 발생할 확률이 높기 때문이지요.

그래서 후복벽교정술이니, 절개 인공망 탈장수술이니, 복강경 인공망 탈장수술이니 하는 여러 수술법들이 등장하였으나 안타깝게도 탈장륜을 직접 교정한 것이 아니라 주변을 간접적으로 보강한 수술법들입니다. 그에 반해 새롭게 개발한 강리페어 탈장수술은 커진 탈장 구멍, 즉 탈장륜을 직접 교정해주는 방식이기 때문에 매우 간단하면서도 매우 튼튼한 결과를 얻을 수 있습니다.

또 하나 이해하기 힘든 것은 기존의 후복벽교정술이나 절개 혹은 복강경 인공망 수술에서는 직접탈장에 사용하는 수술 방법이나 간접탈장에 사용하는 방법이 차이가 없습니다. 즉, 종류가 다르고 발생하는 위치가 다른 탈장을 동일한 방식으로 수술을 합니다.

그러나 강리페어 탈장수술은 간접탈장과 직접탈장에서의 수술법이 전혀 다릅니다. 즉 강리페어 탈장수술만이 병태생리가 다른 두 종류의 탈장을 각각에 맞는 맞춤 수술법으로 해드리는 수술입니다.

강리페어 탈장수술의 구체적인 수술 진행 과정

강리페어 탈장수술이 실제로 어떻게 진행되는지 간단히 설명드리겠습니다.

- 수술 전에 서혜부 초음파와 간단한 혈액검사를 통해 정확한 진단을 하고, 건강 상태를 파악합니다.
- 금식을 할 필요 없이 수술 직전까지도 가볍게 식사를 하시고 옵니다.
- 병실에서 정맥주사를 연결한 후 수술실로 안내를 받아 걸어서 이동하십니다.
- 수술 침대에 누우면 수술 부위를 소독하고 큰 수술포로 몸의 다른 부위를 다 덮어드립니다.

- 수술 중 활력 상태(맥박수, 혈중 산소농도)를 모니터링하기 위해 손가락에 골무 같은 장치를 연결해드립니다.
- 진정제 주사 후 잠깐 잠이 든 사이에 서혜부 수술 부위 4×2cm 정도 범위에 국소마취제 주사를 해드립니다.
- 가로 방향으로 3cm 크기의 피부 절개를 합니다.
- 피하층 바로 밑에 있는 외사근막external oblique aponeurosis을 결에 따라 절개합니다.
- 정삭 부위에 숨어 있는 탈장주머니를 찾아서 주변을 지나는 고환 혈관들과 신경들로부터 조심스럽게 박리를 합니다.
- 박리한 탈장주머니를 찾아 복막과 연결된 시작 부위에서 묶고 아래 부분은 잘라서 제거합니다.
- 자르고 남은 부위를 밀어 넣고, 탈장이 나온 구멍을 교정해줍니다.
- 절개했던 외사근막을 봉합해줍니다.
- 피하 지방층을 원래의 상태로 정확하게 봉합해줍니다.
- 피부는 꿰매지 않고, 접착제로 붙여줍니다. 따라서 후에 상처 치료를 하거나 실을 뽑을 필요가 없습니다.
- 거즈를 덮고 반창고를 붙입니다.
- 수술이 다 끝난 후에는, 간호사의 보조를 받으며 병실로 걸어서 이동합니다.

이렇게 수술하는 데 소요되는 시간은 20분 전후입니다. 보통 절개 인공망 수술이 40분 이상, 복강경수술은 60분 이상 걸리는 것으로 보고되고 있는 것과 비교할 때, 매우 간단하게 끝나는 수술이란 것을 알 수 있습니다.

강리페어 탈장수술의 수술 상처

수술을 받는 분들이 늘 궁금해 하는 것 중의 하나가 수술 상처입니다. 주로 상처 크기가 얼마나 큰지, 어디에 생기는지 등에 대해서지요.

상처 크기

강리페어 탈장수술의 상처 크기는 3cm 정도 됩니다. 수술 후 1~2년간은 흉터가 붉은색이 돌아 눈에 띄지만 그 이후에 탈색이 되면서 거의 찾아보기 힘들 정도로 변하는 경우가 많습니다.

참고로, 복강경으로 탈장수술을 하면 상처가 작게 생긴다는 것을 강조하는 의사들이 있는데, 실은 과장된 측면이 많습니다. 이들이 말하는 0.5cm, 1cm 하는 것은 수술 중에 기구를 넣다 뺐다 할 수 있도록 배에 구멍을 뚫어

꽂아 놓는 투관침trocar의 내경(속 지름)을 말하는 것입니다. 투관침 벽의 두께를 감안하면 실제 직경은 각각 0.8cm와 1.3cm 정도 됩니다. 후에 상처를 일자로 당겨서 봉합하기 때문에 실제 상처 길이는 직경에 정확히 1.57배를 곱해야 합니다. 따라서 피부의 신축성을 감안한다고 해도 실제로는 최소 1cm와 1.7cm 크기의 상처가 만들어지는 것입니다.

복강경 탈장수술은 보통 작은 상처 두 개, 큰 상처 하나로 수술을 하니까 실제로는 최소 3.7cm 이상의 상처가 만들어지는 것입니다. 결국 절개 탈장수술과 비교해서 오히려 상처가 더 클 수도 있다는 것이지요.

복강경으로는 탈장수술을 하며, 배꼽에 구멍을 뚫고 수술하는데 후에 배꼽 모양에 변형이 생길 수 있고, 복강경수술 시 투관침을 꽂았던 자리로 투관침 탈장이 생기는 경우가 종종 있습니다. 특히 배꼽에 큰 구멍을 뚫는 경우 배꼽탈장이 생길 위험이 매우 높아집니다.

상처 방향

사실 상처의 크기보다 더 중요한 것은 상처의 방향입니다. 상처는 피부 주름을 따라 째야 한다는 것이지요. 피부 주름을 따라 만들어진 상처는 나중에 눈에 잘 띄지 않기 때문입니다. 강리페어 탈장수술의 상처도 피부 주름 방향에 맞춰 가로 방향으로 만들어지기 때문에 후에 잘 보이지 않는 경우가 많습니다.

간혹 과거에 탈장수술을 받은 분들의 수술 흉터를 보면 사선으로 생겨 있는 경우가 있는데 섬찟한 느낌이 들 정도로 보기에 좋지가 않습니다. 이런 절개를 하는 이유는 수술 전에 간접탈장과 직접탈장의 구분을 미리 명확히 하지 않고 수술하기 때문입니다. 간접탈장인지 직접탈장인지를 수술 중에 확인하기 위해서는 이런 사선의 상처 절개가 편하기 때문이지요. 따라서 수술 전에 정확한 초음파검사를 통해 서혜부 탈장의 종류를 정확히 확인한 후 수술을 해야 정확한 위치에 가로 방향의 작은 상처를 만들고 수술할 수 있습니다.

상처 위치

강리페어 탈장수술의 상처 위치는 간접 서혜부 탈장과 직접 서혜부 탈장에 따라 약간 다릅니다. 간접 서혜부 탈장일 때는 음모pubic hair의 경계부 바로 위쪽에 가로 방향의 상처가 생기며, 직접 서혜부 탈장일 때는 이보다 더 아래쪽, 즉 치골 있는 부위에 상처가 가로로 생깁니다. 둘 다 속옷에 가려지는 위치입니다.

강리페어 탈장수술의 수술 전 준비, 수술 시간과 상처 치료 및 수술 후 경과

강리페어 탈장수술과 관련한 궁금증을 설명드립니다.

수술 받기 전 준비

국소마취 수술을 하기 때문에 수술 받기 전 금식을 할 필요가 없습니다. 또한 평소 드시던 어떠한 약도 중단할 필요가 없습니다. 혈압약이나 당뇨약 등은 평소대로 드셔야 합니다. 초음파검사와 혈액검사 등 수술을 위한 간단한 사전검사가 필요합니다.

그러나 대부분 병원들에서는 척추마취나 전신마취로 탈장수술을 하기 때문에 수술 전 8시간 금식이 반드시 필요하며, 7일간의 아스피린이나 항응고제 중단도 꼭 필요합니다. 당뇨약도 중단하셔야 합니다.

수술 시간

강리페어 탈장수술의 수술 시간은 20분 남짓 걸립니다. 수술 전 준비와 수술 후 마무리를 위해 수술실에 머무는 시간이 추가로 10여 분 정도 걸립니다. 타 병원에서 시행하는 인공망 탈장수술의 경우, 절개 인공망 탈장수술은 보통 40여 분 이상, 복강경 인공망 탈장수술은 60분 이상 소요되는 것으로 알려져 있습니다. 참고로, 복강경 탈장수술을 많이 하고 있는 서울의 한 대학병원에서 2012년도에 발표한 논문에 의하면, 복강경 인공망 탈장수술의 평균 수술시간은 80.3분이라고 보고했습니다.

수술 후 통증

강리페어 탈장수술은 국소마취로 수술하기 때문에 국소 마취약의 지속 효과로 수술이 끝나도 수시간 동안 통증이 없습니다. 이후 서서히 통증이 나타나는데, 대개는 먹는 진통제로 조절이 됩니다. 하루 입원하시는 분들을 보면 두 분 중 한 분 정도 진통제 주사를 맞습니다. 다음날부터는 대개의 경우 진통제가 필요한 정도는 아닌데 눕고 일어설 때와 걸을 때 당기는 느낌의 통증은 일주일 정도 갑니다. 인공망 탈장수술의 경우에는 이보다 통증의 정도가 더 심하고 지속기간이 더 길 수 있습니다.

입원 기간

강리페어 탈장수술을 받으신 네 분 중 세 분은 당일 저녁 퇴원을 하고, 한 분은 다음날 퇴원을 합니다. 하룻밤 입원을 하시는 분들은 대개 연세가 많거나 양쪽 탈장수술을 했거나 멀리서 오신 분들입니다. 국내 병원들의 서혜부 탈장수술 후 통상적인 입원 기간은 2017년도의 건강보험심사평가원 자료에 의하면, 한쪽 서혜부 탈장수술 기준으로 상급종합병원은 평균 3.9일, 종합병원은 4.5일, 병원은 2.97일이었습니다.

상처 치료

강리페어 탈장수술 시 피하지방층만 촘촘히 꿰매드리고 피부 봉합은 하지 않고 특수 접착제로 붙여드립니다. 중간에 상처 치료를 하거나 실을 뽑을 필요가 없습니다. 수술 다음 날부터 가벼운 샤워가 가능합니다. 탕 목욕은 10일 후부터 가능합니다.

출국 및 여행

강리페어 탈장수술을 받은 분들은 수술 당일부터도 비행기를 타실 수 있습니다. 간혹 비행기를 일찍 타면 상처가 터진다고 염려하는 분들이 있는데, 전혀 사실무근입니다. 통증만 견딜 수 있다면 출국은 언제 해도 상관이 없습니다. 실제로 수술한 지 6일째인데 캐나다에 돌아가서 수술 경험담을 올려주신 분이 있습니다. 수술 후 일주일째 캄보디아 여행길에 올라, 2주간 여행을 다녀오신 후 전혀 문제가 없었다고 말씀해주신 분도 있었습니다.

출근

강리페어 탈장수술을 받은 직장인 298명에게 확인해본 출근 시작일을 정리해보면 다음과 같습니다.

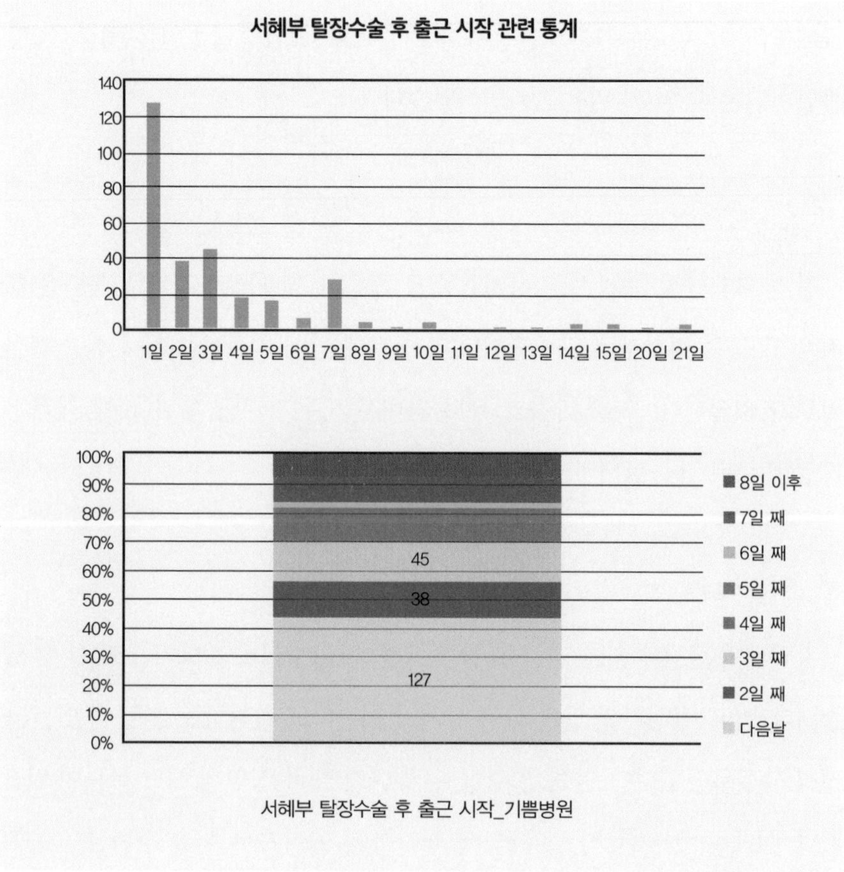

서혜부 탈장수술 후 출근 시작_기쁨병원

위 표를 보면 수술 바로 다음날부터 출근을 시작하신 분들이 127명으로, 전체의 42.6%입니다. 그리고 2일째에 출근을 하신 분은 38명으로 12.8%, 3일째 출근은 45명(15.1%)입니다. 수술 후 3일째 이전에 출근을 시작하신 분들이 전체의 70.5%를 차지했습니다. 298명 전체의 출근 시작일 평균은 3.3

일째였습니다. 예를 들어, 금요일에 수술을 받으시면 다음 주 월요일 정오쯤 출근을 하시는 셈이지요.

운동

산보 등의 가벼운 운동은 3~4일 후부터도 가능합니다. 수영은 1주일 뒤부터 가능합니다. 본격적인 등산, 골프, 헬스 등은 3주 후부터 하시는 것이 좋습니다.

기타 일상생활

이외에도 음식은 언제부터 마음대로 먹을 수 있는지, 음주는 언제부터 가능한지, 부부생활은 언제부터 가능한지 등등 궁금해 하시는 것들이 많습니다. 음식은 수술 당일부터도 마음대로 드셔도 됩니다. 기타 심한 운동과 노동을 제외한 모든 일상생활은 강리페어 탈장수술 일주일 후부터는 정상적으로 하셔도 되며, 수술 3주 후부터는 모든 활동을 정상적으로 하실 수 있습니다.

04

국소마취로 하는
안전한 탈장수술

누구에게나 안전한 국소마취 탈장수술

강리페어 탈장수술이 최상의 수술 결과를 보장해준다면, 안전한 수술을 보장해주는 중요한 요소는 바로 국소마취입니다. 특히 성인탈장의 경우, 나이가 들면서 탈장이 점점 더 많이 생기는 점을 고려할 때, 국소마취로 탈장수술을 할 수 있다는 것은 많은 분들에게 기쁜 소식good news입니다.

연세가 많은 분들은 거의 대부분 이런저런 지병을 한두 개씩은 갖고 있는 경우가 많고, 그렇지 않다고 해도 고령 자체가 수술에 부담이 되는 게 사실입니다. 그런데 고령자의 수술에서 실제로 가장 큰 문제로 대두되는 것은 항상 마취 문제, 즉 전신마취나 척추마취를 해도 안전할까라는 것입니다. 이런 마취들은 심폐 기능에 영향을 줄 수 있고, 오랜 시간 금식도 필요하기 때문입니다. 그래서 탈장수술에서 국소마취가 갖는 의미는 특별한 것입니다. 국소마취는 이런 모든 염려를 전부 내려놓게 하기 때문입니다.

그래도 여전히 안심이 안 된다면 한번 대답을 해보십시오. 고령의 집안 어르신이 넘어져서, 급히 국소마취로 상처 봉합을 해야 하는 상황이 발생했다고 가정합시다. 이럴 때, 국소마취의 위험을 염려해서 피부봉합수술을 망설이겠습니까? 이 질문에 "아니오"라고 대답하실 수 있다면, 국소마취가 매우 안전하다는 인식을 이미 갖고 계신 것입니다.

그런데 상처가 너무 커서 전신마취로 피부봉합을 해야 한다면 어떻겠습니까? '혹시 마취에서 못 깨어나시면 어떻게 하지?' 이런 걱정을 한 번쯤은 하게 되지 않을까요? 하긴 귀하께서 염려하기 전에 병원에서 먼저 전신마취를 받을 수 있을지 확인하기 위해 부산을 떨 것입니다. 이런 차이가 바로 국소마취와 전신마취 안전성의 차이이며, 척추마취도 비슷한 정도의 위험을 가지고 있습니다.

그럼에도 불구하고 국소마취로 탈장수술을 한다는 사실을 놓고, 약이 흡수되면 위험할 수 있다느니, 국소마취 주사를 놓으면 수술 부위가 변형이 돼서 정확한 수술이 어렵다느니 하며, 안 해도 될 염려까지 해주면서 국소마취를 깎아 내리기에 여념이 없는 사람들이 있습니다. 이런 걸 문제 삼아야 한다면, 척추마취나 전신마취는 너무 위험해서 아예 존재해서는 안 될 마취일 것입니다.

국소마취로 서혜부 탈장수술을 하는 것이 좋은 이유 7가지

첫째, 누구나 안전하게 탈장수술을 받으실 수 있습니다.

특히 고령이거나 간, 심장, 폐질환이나 당뇨, 고혈압 등 지병을 가진 분들도 더 말할 수 없을 정도로 안전하게 수술을 받으실 수 있습니다.

둘째, 정확하고 튼튼한 수술을 가능하게 해줍니다.

국소마취로 수술을 하면 수술 중에 기침을 하거나 배에 힘을 줄 수 있기 때문에 탈장주머니를 쉽게 찾을 수 있게 해줍니다. 실제로 작은 탈장이나 재발 탈장을 수술할 때는 탈장주머니를 정확히 찾는 것이 어려울 때가 있으며, 이것이 탈장 재발의 주원인 중 하나입니다.

셋째, 수술 직후에 통증을 느끼지 않습니다.

국소마취로 수술하면 수술 후에도 약 기운이 2~3시간 정도 남아 있어 통증을 느끼지 않게 해줍니다.

넷째, 수술 직후부터 거동이 자유롭습니다.

수술이 끝나자마자 걸어서 병실로 돌아갈 수 있습니다. 전신마취는 마취에서 깨어나 안정되기까지 시간이 필요하고, 척추마취는 수술 후 12~24시간 동안, 베개도 없이 침대에 똑바로 누워 있어야 하며, 때로는 소변을 호스로 빼내기도 합니다.

다섯째, 수술 당일 바로 퇴원이 가능합니다.

수술이 간단해지고 수술 직후부터 거동에 제한이 없기 때문에 당일 퇴원도 가능합니다.

여섯째, 금식이 필요 없습니다.

전신마취나 척추마취로 수술을 받으실 경우엔 반드시 수술 전 8시간 이상 금식이 필요하나 국소마취로 수술을 할 때는 전혀 그럴 필요가 없습니다. 당뇨가 있거나 고령인 환자분에게는 큰 장점입니다.

일곱째, 아스피린이나 항응고제를 끊을 필요가 없습니다.

전신마취나 척추마취 탈장수술 때와는 달리 아스피린이나 쿠마딘 등의 항응고제를 며칠씩 미리 끊을 필요가 없습니다. 수술 중에 지혈에 조금만 더 신경을 쓰면 되기 때문입니다.

이상에서 살펴본 바와 같이 서혜부 탈장수술의 가장 이상적인 마취법은 단연코 국소마취입니다. 이렇게 장점이 많은 국소마취 서혜부 탈장수술이 병원들에서 거의 시행되고 있지 않은 현실이 안타깝습니다. 환자분들의 유익을 위해 적극 활성화되기를 기대합니다.

참고문헌

- Compagna R, et al. Local anesthesia for treatment of hernia in elder patients: levobupicavaine or bupivacaine? BMC Surgery. 2013; 13(Suppl 2): S30.
- Hosseinpour M, Behdad A, Resaei M. Assessment of the effect of local versus general anesthesia on the pain perception after inguinal hernia surgery. Ambulatory Surgery. 2013 Jan;19(1):10-2.
- Nordin P, et al. Local, regional, or general anaesthesia in groin hernia repair: multicentre randomised trial. Lancet. 2003 September;13:362:853–8.

간암 환자의 탈장도 국소마취로 하면 안전

간암으로 치료받고 계신 할머니에게 탈장수술을 해드린 적이 있습니다. 연세도 88세로 많으시고 간암도 여러 곳에 생겨 있어서 수술은 하지 못하고 고주파 치료를 하고 계신 분이었습니다. 자녀들이 이분을 모시고 진료를 받으러 오셨습니다.

원래 대퇴탈장(서혜부 탈장의 일종)이 있었는데, 간암이 진행되면서 복수가 차니까 대퇴탈장도 점점 커지고, 없던 배꼽탈장도 생기더니 이젠 조금만 활동을 해도 배꼽 부위가 계란만 하게 커지면서 통증이 생겨 매우 힘들어 하신다는 것이었습니다. 중한 병 때문에 병색은 있었지만 그래도 아주 선한 얼굴에 매우 곱게 연세가 드신 할머님이셨습니다.

이럴 때는 의사로서 참 난감합니다. 원래 갖고 계신 병 자체가 중한데, 이 시점에서 굳이 탈장수술을 하는 게 맞는 일인지 판단이 쉽게 서지 않기 때문입니다. 진찰이 끝나고 함께 따라 나가려는 아드님을 불러 세운 후 "수술을 해드리는 것은 어렵지 않지만 지금 수술을 해드리는 것이 옳은 일인지 판단이 서지 않는다"고 솔직히 말씀을 드렸습니다. 아드님은 "어머니가 얼마나 더 사실지 모르겠지만, 특히 하루가 다르게 점점 커지는 배꼽탈장으로 불편해 하시는 것이라도 해결해드리고 싶다"는 뜻을 피력하셨습니다. 그리고 며칠 뒤 수술을 받으러 오셨습니다.

탈장수술 자체는 아무리 중한 병이 있더라도 무리 없이 진행할 수 있습니다. 다만 문제는 마취입니다. 간이 많이 안 좋고 복수가 있고 연세가 많으신 상태에서 전신마취나 척추마취를 하는 것은 마취 자체만으로도 매우 위험합니다. 그러나 국소마취는 그렇지 않습니다. 이런 경우라도 극히 안전합니다.

이 분도 복수가 있어서 조금 시간이 걸리긴 했지만 큰 문제없이 안전하게 수술을 마칠 수 있었습니다. 수술 후 저녁에 회진을 가서 여쭤보니 조금 아프긴 하지만 괜찮다며 잔잔한 미소를 띤 얼굴로 맞아주셨습니다. 간병을 하러 오신 아드님도 안심을 하는 모습이었습니다. 심각한 병을 가진 어머님이지만 끝까지 최선을 다해 편안하게 모시고 싶어 하는 자녀분들의 마음이 전해져왔습니다.

100세 탈장도 안전하게

100세 시대에 다가선 요즘은 노령 인구가 많아지면서 고령자 탈장 환자가 점점 늘고 있습니다. 고령자 탈장이라고 다른 연령대의 탈장과 크게 다르진 않지만, 나름대로 몇 가지 특징을 가지고 있기 때문에 이런 특징을 잘 고려해서 수술을 하는 것이 필요합니다.

첫째, 고혈압이나 당뇨, 간질환, 폐질환, 심장질환 등등 지병을 갖고 계신 분들이 많습니다.

둘째, 뚜렷한 질병이 없더라도 심장과 폐의 기능이 매우 약화되어 있는 분들이 많습니다.

셋째, 뇌경색 혹은 심장 스텐트 삽입으로 인해 항응고제와 아스피린을 복용하고 있는 분들이 많습니다.

넷째, 피하지방층이 매우 얇은 분들이 많습니다.

다섯째, 근육이 약해지면서 생기는 직접탈장direct inguinal hernia의 발생빈도가 높아지며 간접탈장indirect inguinal hernia에서도 주변의 조직이 매우 약합니다.

여섯째, 면역력이 매우 저하되어 있습니다.

따라서 연세가 많은 분들은 특히 국소마취로 수술을 받는 것이 중요합니다. 국소마취는 어떤 지병을 갖고 있든, 나이가 얼마나 되든, 어떤 약을 복용하고 있든, 아무런 제약 없이 수술이 가능하기 때문입니다. 반면에 전신마취는 반드시 금식을 해야 하고, 수술 중에 그리고 수술이 끝난 후에도 심폐 기능에 부담이 많이 되기 때문에 건강이 좋지 않거나 쇠약한 고령자에게는 매우 위험할 수 있습니다. 결국 위험 부담을 안고 수술을 받거나 수술을 포기하거나, 둘 중의 하나를 선택할 수밖에 없습니다.

고령자 탈장수술은 최소한의 수술 범위에서 약해진 근육을 세심하게 보강해드려야 합니다. 피하 지방층이 매우 얇은 분들이 많기 때문에 인공망을 사용할 경우 툭 튀어 나와서 후에 불편을 호소하는 경우가 많습니다. 또한 면역력이 떨어져 있기 때문에 인공망 삽입 후 세균 감염의 위험성도 있습니다. 따라서 연세가 많을수록 절대적으로 무인공망 수술을 받는 것이 안전합니다.

50대 후반 남성분이 탈장수술을 받으러 오신 적이 있는데, 5개월 전 90세 이신 아버님이 저에게 국소마취 무인공망 탈장수술을 받으신 분이었습니다. 경과를 여쭤보니, 수술 후 아버님 상태가 아주 좋아서 운동도 잘 하고 계시다며 감사하다는 말씀을 여러 번 하셨습니다.

100세 어르신의 서혜부 탈장수술

오래 전부터 개인적으로 기다려오던 소망을 드디어 이루게 되었습니다. 바로 100세 어르신께 서혜부 탈장수술을 해드린 것입니다. 그동안 98세 어르신을 비롯해 90세가 넘은 어르신들 스물 여섯 분께 서혜부 탈장수술을 해드렸습니다. 그래도 100세라는 연세의 상징성이 있기 때문에 마음속으로는 100세 어르신께 꼭 탈장수술을 해드릴 수 있으면 좋겠다고 고대를 해왔었습니다.

구로에 사시는 분인데 아드님이 모시고 왔습니다. 그런데 하도 정정하고 귀도 밝으셔서 대화에 지장을 거의 못 느낄 정도라 내심 놀랐습니다. 음낭까지 내려가는 심한 오른쪽 서혜부 탈장을 갖고 계셨습니다. 아마도 수년 이상

된 것 같은데 한 달 전에야 아드님께 말씀을 드린 모양입니다. 할아버님 말씀이 탈장수술 안 하고 그냥 죽으려고 했는데, 이젠 도저히 걷지를 못하겠기에 아드님께 말씀을 드렸다고 하시더군요.

동네 병원에 모시고 갔더니, 그냥 참고 지내라고 하더랍니다. 그런데 어르신이 그동안 친히 스크랩을 해놓은 신문 글들을 불쑥 내놓으시더랍니다. 저희 병원의 탈장수술 방법에 관련된 기사 내용들을 스크랩 해놓으신 것입니다. 그래서 아드님이 저희 병원으로 모시고 오셨습니다.

안심을 시켜드리고, 초음파검사를 해보니 음낭까지 장이 내려가는 상태였습니다. 연세가 많은 어르신들을 보면 대개 이렇게 심한 상태로 오십니다. 본인도 수술이 겁나고, 병원에 가도 수술을 해주지 않기 때문에 미루다가 이렇게 되는 것이지요.

간단한 몇 가지 검사 후에 바로 수술실에서 국소마취를 하고 저희가 개발한 무인공망 탈장수술법인 강리페어 탈장수술법으로 수술을 해드렸습니다. 그간 10,000여 건이 넘는 탈장수술을 해왔지만 막상 100세 어르신께 탈장수술을 해드리려니까 약간 긴장되는 것을 느끼지 않을 수 없었습니다. 어르신도 말씀은 안 하시지만 상당히 긴장을 하신 듯했습니다. 그 연세에 수술 침대에 누워 수술을 받으신다는 게 어디 심적으로 쉽겠습니까?

그래도 수술이 잘 진행되어 20여 분 만에 수술이 끝났습니다. 수술 침대에서 내려오는 어르신께 제가 한번 걸어보시라고 말씀드렸더니 잠깐 놀라는 표정을 지으시더니 이내 발을 딛고 한 걸음 한 걸음 걷기 시작하셨습니다. 그래도 혹시나 해서 제가 옆에서 부축을 해드렸지요. 부축을 받고 몇 걸음 걸어 보시더니 갑자기 두 손으로 손뼉을 치기 시작하셨습니다. 본인도 너무 신기하고 기분이 좋으셨던 모양입니다.

저녁 회진을 가서 뵈었더니 연신 너무 감사하다고 하시더군요. 어떻게 이렇게 건강하시냐고 여쭤봤더니 옆에 있던 아드님이 "젊었을 땐 6척 거구이셨고, 승마를 즐겨 했으며, 최근까지도 자전거를 많이 타셨다"고 하더군요. 참 대단하신 분입니다. 하룻밤 잘 주무시고 다음날 아침 씩씩하게 퇴원을 하셨습니다.

한 달쯤 뒤, 어떠신가 궁금해서 전화를 드렸더니 아드님이 받으셨습니다. 할아버님 안부를 묻자, 지금 노인정에 놀러 가셨다며 수술 후 건강하게 잘 지내고 계셔서 너무 감사하다고 하시더군요.

할아버님, 오래오래 건강하세요.

103세 어르신의 탈장수술

103세 어르신이 오셔서 우측 서혜부 탈장수술을 받은 날은 저희 기쁨병원 탈장수술 역사에 매우 기쁜 날로 기록이 될 것입니다.

지난 번 100세 어르신께 서혜부 탈장수술을 해드리곤 아마 이분의 최고령 탈장수술 기록은 깨지기가 어렵지 않을까 생각했는데 불과 7개월 만에 그 기록이 깨졌습니다. 그러니 또 언제 더 연세가 많은 분이 오셔서 탈장수술 기록을 깨게 될지 벌써부터 기대가 됩니다.

이 분은 집을 나서시다가 문턱에 걸려 넘어지신 후 탈장이 생겼다고 합니다. 특이한 경우이긴 하지만 크게 다치시지 않은 게 천만다행입니다. 그래서

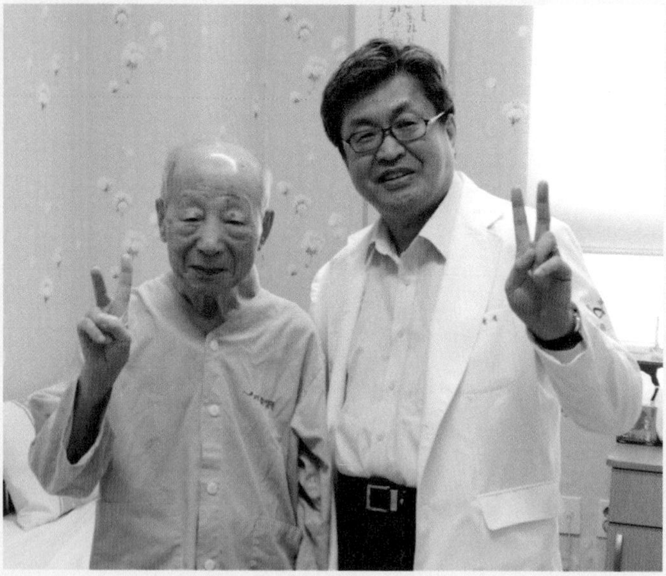

103세 탈장수술 어르신과 함께

주위에 아는 한의원에 가셔서 서혜부 탈장이라는 진단을 받으셨답니다. 이 사실을 알게 된 막내 아드님이 집 가까운 대학병원에 모시고 가려 했는데, 저희 기쁨병원의 탈장수술에 대해 우연히 알고 계셨던 따님이 적극적으로 기쁨병원에 가야 한다고 하셨답니다. 그래서 그 아드님이 인터넷에 들어가 확인해보고 국소마취로 탈장수술을 하는 저희 병원에서 탈장수술을 받으시도록 하는 게 최선이라는 확신이 들어 모시고 왔다 했습니다.

초음파 검사를 해보니 우측의 간접 서혜부 탈장이었습니다. 그래서 간단한 몇 가지 검사를 시행한 후 바로 국소마취를 하고 저희가 개발한 무인공망 탈장수술법인 강리페어 탈장수술을 해드렸습니다.

늘 하는 탈장수술이지만 이렇게 연세가 많은 분께 수술을 해드릴 때는 사실 신경이 더 쓰이지요. 그래도 아무런 문제없이 20분 만에 탈장수술을 잘 마쳤습니다.

그날 저녁 하룻밤 주무신 후 다음날 아침에 회진을 갔더니 밝은 얼굴로 반갑게 맞아주셨습니다. 그래서 퇴원 기념으로 사진을 한 장 찍자고 부탁을 드렸더니 흔쾌히 허락을 해주셨고, 책에 사진을 올리는 것도 허락해주셨습니다. 아주 곱게 연세가 드신 분입니다.

오래 오래 건강하세요.

세 번 재발한 탈장도 국소마취로 거뜬하게

안산에 사는 남성 환자가 왔습니다. 3년여 전에 첫 번째 서혜부 탈장수술을 받은 후 재발을 해서 13개월 전에 다시 수술을 했는데, 또 다시 재발을 해서 9개월 전 또 수술을 받았답니다. 그런데 이번에는 수술 직후에도 전혀 탈장이 없어지지 않고 그대로 나와서 고민 끝에 저희 병원에 찾아오셨습니다. 어떻게 이럴 수 있느냐고 하소연하는 그분에게, 탈장은 재발하면 할수록 수술 부위에 유착이 심해져서 탈장주머니를 찾기가 힘들어지기 때문에 그럴 수 있다고 다독여드렸습니다.

말씀을 들어보니 마지막 수술을 척추마취로 받았답니다. 이렇게 척추마취를 하고 수술을 하면, 딱딱하게 굳어져 유착이 되어 있는 조직 사이에서 탈장주머니를 찾는다는 것이 거의 불가능합니다. 지난 번에 수술 직후에도 탈장이 그대로 남아 있었다는 것을 보면, 탈장주머니를 찾지 못하고 대충 감으로 탈장이 되었을 성 싶은 곳에 인공망으로 막아주기만 했던 것 같습니다. 이렇게 탈장주머니를 찾지 못하면 100% 재발을 할 수밖에 없습니다. 아니 재발이 아니라 정확히 말씀드리면 수술 실패인 것이지요.

세 번째 수술이 그렇게 실패했으니, 네 번째 수술의 실패 가능성은 훨씬 더 높아지는 것이 당연한 수순입니다. 그러나 저는 그분에게 재발하지 않게 확실하게 수술을 해드리겠다고 장담을 하고 오후에 곧바로 수술을 해드렸습니다.

어떻게 이렇게 자신을 할 수 있느냐고요? 그것은 바로 국소마취가 있기 때문입니다. 국소마취를 하면 수술 중에 필요할 때마다 기침을 시킬 수 있고, 이렇게 기침을 하게 되면 그때마다 탈장주머니가 '볼록볼록' 팽창되기 때문에 아무리 유착이 심해도 탈장주머니를 정확하게 찾아 수술을 할 수 있는 것입니다. 그동안 여러 번 재발해서 오신 분들이 있었지만 다 이렇게 국소마취 수술을 통해 완치되었습니다.

막상 수술을 하니 이분은 유착이 유난히도 심했습니다. 그러나 우리에겐 비장의 무기가 있으니까 염려할 필요가 없지요. 기침 덕분으로 곧바로 탈장주머니를 정확하게 찾아서 처리하고 탈장주머니가 나왔던 탈장 구멍을 강리페어 탈장수술법으로 튼튼하게 막아드렸습니다. 이렇게 수술을 해드리는데 걸린 시간은 불과 25분입니다.

저녁에 회진을 가서 뵈니 거의 아프지 않다고 하셔서 원하면 바로 퇴원을 해도 된다고 말씀드렸습니다. 이전 병원에서는 5일 동안 입원했었는데 그렇게 빨리 퇴원을 해도 되느냐며 반신반의하면서도 너무 좋아하셨습니다. 이게 다 국소마취로 하는 강리페어 탈장수술이기 때문에 가능한 일입니다.

아스피린과 항응고제, 꼭 끊어야 하나?

바로 전날 탈장 부위가 매우 심하게 아팠다며 오신 75세 어르신이 계셨습니다. 다행히 두세 시간 후 통증이 가라앉긴 했지만, 전혀 통증이 없던 탈장이 갑자기 아팠기 때문에 걱정이 돼서 오신 것입니다. 그래서 그게 바로 탈장의 가장 위험한 증상이라고 설명을 드렸습니다. 탈장 구멍에 장이 꽉 끼어서 피가 안 통하면 통증이 심하게 오는 것이고 얼마 지나지 않아서 장이 빠졌기에 다행이지 그러지 않았다면 위험할 뻔했다고 말씀을 드렸습니다.

어쨌든 이런 상황에서는 바로 수술을 해야 합니다. 분명히 안 좋은 조짐이고, 연세가 많은 분이 장이 썩는 합병증이 생긴다면 위독해질 수도 있기 때문이지요. 그래서 당일 바로 수술을 해드리겠다고 말씀드렸습니다. 그랬더니 "실은 심장질환이 있어서 수년 전부터 아스피린과 항응고제를 들고 있다"는 것입니다.

요즘은 심장질환이나 뇌경색 등으로 인해 아스피린이나 항응고제를 들고 있는 분들이 많습니다. 그런데 이런 약들은 피가 응고되는 것을 방해하기 때문에 지혈이 잘 되지 않는 부작용이 발생하게 됩니다. 그래서 치과 치료나 수술을 받게 될 때 이런 약들은 미리 며칠간 끊는 것이 일반적입니다. 이분도 오랫동안 복용해 오셨기 때문에 '수술'을 하기 전에 자동적으로 이 약을 끊어야 한다는 것을 알고 계셨습니다. 그러니 탈장수술을 빨리 받고 싶긴 하지만 약 때문에 일주일 정도 후에나 수술을 받을 수 있는 것 아니냐고 반문하셨습니다.

사실 맞는 생각입니다. 그러나 이분은 위험한 증상이 바로 전날 있었기 때문에 빨리 수술을 받는 게 안전한 상황이었습니다. 그런데 사실 복강경으로 하지 않고 절개 방식의 탈장수술을 한다면 수술 부위를 눈으로 직접 보면서 하는 것이니까 피가 잘 안 멎는다 해도 지혈을 더 꼼꼼히 하면 됩니다.

문제는 마취인데, 전신마취나 척추마취는 마취 중 출혈이 되면 위험해질 수 있습니다. 전신마취는 플라스틱 재질의 딱딱한 기관 내 튜브endotracheal tube를 기도 내로 삽입하는 과정에서 기도에 상처가 날 수 있습니다. 척추마취는 긴 주사침을 척수강 내로 삽입하는 과정에서 큰 혈관을 찌르게 되면, 이들 약물을 끊지 않은 상태에선, 출혈로 인해 심각한 문제가 초래될 수도 있기 때문입니다.

그러나 국소마취가 딜레마를 해결해준다는 건 매우 다행스러운 일입니다. 국소마취는 수술할 자리에 직접 주사를 하는 것이니까 속의 혈관이 찔려 피가 잘 안 멎더라도 수술 중에 철저히 지혈을 시켜주면 되는 것입니다. 그래서 이런 설명으로 안심을 시켜드리고 당일 바로 수술을 해드렸습니다.

막상 수술을 해보니 예상과 달리 출혈이 많지도 않았고 안전하게 수술을 잘 끝낼 수 있었습니다. 저녁 회진 때 가서 뵈니, 수술 전 걱정을 많이 하셨던 듯 매우 안도한 모습으로 크게 기뻐하며 수술을 잘 해줘서 감사하다는 인사를 연신 하셨습니다.

탈장수술의 국소마취 방법

서혜부 탈장수술을 위한 국소마취는 치골 바로 위 바깥 방향으로 약 4×2cm 범위에 마취제를 직접 주사합니다. 80세 이상의 고령이나 심장 혹은 호흡기 질환이 있는 경우 외엔 국소마취 주사 전에 진정제로 잠깐 잠을 재워드리기 때문에 통증 걱정은 하지 않으셔도 됩니다. 대개 5~10분 정도 후에 잠이 깨기 때문에 필요한 경우 기침을 해서 탈장주머니를 찾는데 도움을 줄 수 있습니다.

고령이나 건강 상태 등의 이유로 맨 정신에 국소마취를 해도 근육주사를 맞는 것처럼 뻐근한 느낌이 들지만 견딜 만하기 때문에 대개 어려움 없이 주사를 맞습니다.

국소마취제를 주사하면 바로 마취가 되기 때문에 수술 중간에 잠을 깬 이

후에도 통증을 느끼지 않습니다. 수술 중 닿고 누르고 당기는 느낌은 들 수 있습니다. 혹시라도 약간의 통증이 느껴지면 그 부위에 국소마취제를 조금 더 주사해주면 됩니다.

마취 지속시간은 3시간 전후입니다. 강리페어 탈장수술의 수술 시간은 20분 전후이기 때문에 수술하는 중간에 마취가 깰 염려는 전혀 없습니다. 따라서 수술이 끝나고 병실에 돌아간 후에도 2시간 이상 통증을 느끼지 않습니다.

05

소아 탈장 고위결찰술

소아 탈장수술의 표준으로 자리를 지켜온 고위결찰술

고위결찰술은 1899년 Ferguson이란 외과의사가 소개를 한 이후 오랜 세월 동안 소아 탈장수술의 표준으로 인정을 받아 온 수술법입니다. 근래 들어 복강경 소아 탈장수술법이 도입되어 일부에서 시행되고 있지만 복강경수술의 유효성과 안전성에 대한 검증의 기준도 바로 고위결찰술입니다.

고위결찰술은 영어로는 '하이 라이게이션high ligation'이라고 합니다. 사타구니 바로 위쪽에 1cm 남짓한 상처를 째고 그 틈으로 탈장주머니만 찾아서 고위, 즉 복강과 연결된 부분에서 결찰, 즉 묶어주는 수술입니다.

성인 탈장수술은 과거로부터 그 방법이 수십 가지가 넘을 정도로 다양하게 개발되어 있습니다. 그 이유는 그 어느 수술법도 완벽하다고 인정받지 못했기 때문입니다.

반면에, 소아 탈장수술은 최근에 복강경 소아 탈장수술이 도입되기 전까지는 오직 고위결찰술 한 가지로 통일이 되어 있었습니다. 이런 사실이 의미하는 바가 무엇일까요? 그것은 너무도 자명하게 소아 탈장수술을 하는 대다수 의사들이 고위결찰술이란 수술법의 결과에 만족을 했다는 것을 의미합니다. 그래서 많은 외과 교과서에서 고위결찰술을 매우 효과적인 수술법 highly effective이라고 표현하고 있습니다. 즉, 고위결찰술은 안전한 마취로 수술이 가능하고, 작은 상처로 수술하며, 수술 부위의 손상을 최소화할 수 있는 최소침습수술minimal invasive surgery이며, 당연히 회복이 빠르고, 후유증이 많지 않고, 재발률도 높지 않아 충분히 만족할 만한 수술이라고 대부분의 의사가 인정하고 있다는 의미입니다.

의사가 만족하는 수술은 아기에게도 좋은 수술입니다. 결국 고위결찰술은 소아 탈장수술의 표준standard이라고 볼 수 있지요. 이런 고위결찰술의 위상은 복강경 소아 탈장수술이 도입된 지금 시점에서도 크게 흔들리지 않고 있다는 것이 저의 판단입니다.

고위결찰술이 좋은 10가지 이유

고위결찰술은 장점이 아주 많은 수술입니다.

① 고위결찰술은 1899년 Ferguson이란 외과의사가 수술법을 발표한 이후 지난 115년간의 오랜 세월에 걸쳐 검증되어 온 표준적인 소아 탈장 수술법입니다. 문제가 있는 수술법이라면 100년 이상 지속되어 올 수가 없습니다.

② 1개의 작은, 1cm 남짓한 상처를 만들어서 수술합니다. 최소 2개나 3개의 구멍을 뚫고 하는 복강경 탈장수술보다 상처 개수가 적고 크기가 작습니다.

③ 수술 시간이 매우 짧습니다. 스킨 투 스킨skin to skin 10분 전후면 됩니다.

'스킨 투 스킨'이란 의사들이 쓰는 용어로 몸에 칼을 댈 때부터 수술을 완전히 끝마칠 때까지를 말합니다.

④ 초음파검사로 확실하게 확인된 경우에만 양쪽 수술을 합니다. 이 비율은 연구논문들에 의하면 10~15%이며, 저희 병원 통계로는 12.3%입니다. 따라서 불필요한 과잉 수술의 가능성을 미연에 방지할 수 있습니다.

⑤ 재발률이 낮습니다. 외국 논문들의 보고를 보면 고위결찰술의 재발률은 대개 1% 정도입니다. 반면, 복강경 소아 탈장수술의 재발률은 현재까지 2배 이상 되는 것으로 대개 보고되고 있습니다.

⑥ 복강경수술 후에 간혹 발생할 수 있는 투관침 탈장(trocar-site hernia, 복강경 기구를 삽입하기 위해 배꼽에 뚫은 구멍으로 주로 생김)의 염려가 전혀 없습니다.

⑦ 상처 후유증이 적습니다. 수술 중 상처에 가해지는 손상이 작기 때문입니다.

⑧ 수술 후 3~4시간 이내에 퇴원이 가능합니다. 마취가 깊지 않아 회복이 빠르고 상처가 작아 크게 아파하지 않기 때문에, 빠른 퇴원이 가능합니다.

⑨ 복강경 탈장수술에 비해 수술 비용이 저렴합니다.

⑩ 특히 저희 기쁨병원에서는 전신마취가 아닌 국소마취로 소아 탈장수술을 합니다. 수술 중에도 아기가 스스로 숨을 쉴 수 있기 때문에 매우 안전합니다. 10살 미만의 유아 혹은 소아는 안전한 수면 하 국소마취로

수술을 하며, 10살 이상의 자녀는 국소마취만으로도 탈장수술이 가능합니다.

간단하고 장점 많은 고위결찰술이 아기를 위해 좋은 수술법입니다.

참고문헌

- Treef W, Schier F. Characteristics of laparoscopic inguinal hernia recurrence. Pediatr Surg Int. 2009 Feb;25(2):149-52
- Grosfeld JL, Engum SA, Tam PK. Hernias in children, in Operative Pediatric Surgery. Spitz L, Coran A. eds. 2013 Taylor & Francis Group, LLC. Florida. pp 277-99.
- Helgstrand F, Rosenberg J, Bisgaard T. Trocar site hernia after laparoscopic surgery: a qualitative systematic review. Hernia. 2011 Apr;15(2):113-21.

고위결찰술과 복강경 소아 탈장수술, 눈으로 보기

百聞不如一見

백 번 듣는 것보다 한 번 보는 게 더 낫다는 말이 있습니다.

고위결찰술이 더 좋고 안전한지 복강경 소아 탈장수술이 더 좋고 안전한지는 수술 장면을 직접 눈으로 한 번만 보면 누구나 금방 알 수 있습니다. 그러나 안타깝게도 이런 기회를 갖는다는 것이 현실적으로 거의 불가능합니다. 그래서 아쉽지만 다음의 사진들을 비교해보시기 바랍니다.

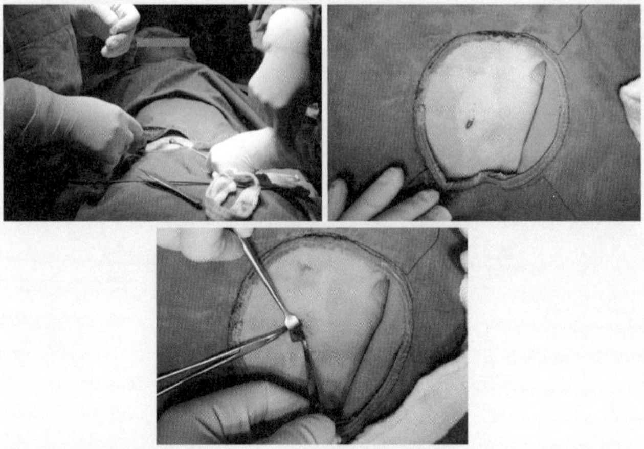

VS

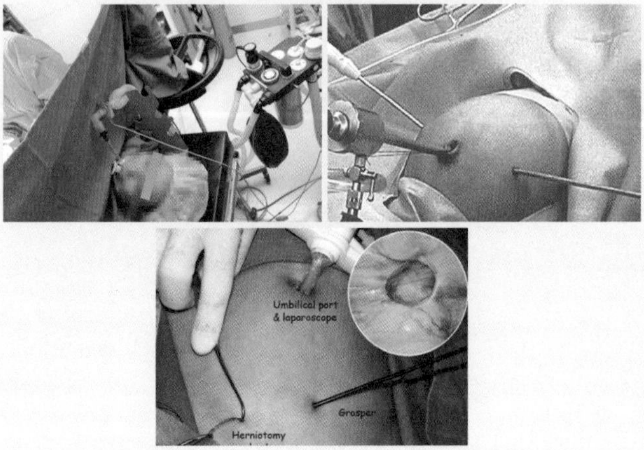

위의 사진과 아래 사진 중 어느 쪽이 더 간단한 수술로 보입니까?

위의 수술과 아래 수술 중 어느 쪽이 아기에게 부담이 적어 보입니까?

위의 아기와 아래 아기 중 누가 회복이 더 빠를 것으로 생각되십니까?

위 질문에 대한 대답이 고위결찰술과 복강경 소아 탈장수술의 차이입니다.

소아에서의 전신마취, 지능 저하 및 언어 발달과 관련 있어

탈장이 있는 자녀의 부모님들은 대개 20대 후반이거나 30대의 젊은 부부들입니다. 자녀가 탈장 진단을 받으면 제일 염려를 많이 하는 부분이 마취 문제입니다. 소아 탈장은 대부분 전신마취로 하는 것이 일반화되어 있기 때문이지요. 사실 전신마취는 어른들도 두려워하는 마취인데, 더구나 갓난 아기나 어린 아기가 전신마취를 해야 한다는 것 자체만으로도 젊은 부모님들은 눈시울을 적십니다.

이런 부모님들에게 많은 의사들은 전신마취가 위험하다는 말은 잘못된 소문일 뿐이라고 위로를 합니다. 그러나 10여 년 전부터, 전신마취의 위험성에 대한 연구논문들이 꾸준히 발표되고 있는 것이 사실입니다.

4세 미만 어린이에게 시행되는 전신마취가 특정 뇌 부위 회질gray matter 밀도의 감소와 연관되었을 가능성이 있으며, 이는 IQ 저하와 언어 발달 장애를 초래한다는 미국 오하이오주의 신시내티 어린이병원 연구자들의 최근 연구 결과가 기사화된 적이 있습니다. 다음은 그 기사의 내용을 발췌한 것입니다.

4세 이전의 전신마취, 소뇌와 후두피질의 회질 밀도 감소와 관련

연구진은 4세 이전에 전신마취 수술을 받은 적이 있는 5~18세의 참여자 53명과 수술을 받은 적이 없는 동일 연령의 참여자 53명을 대상으로 연구를 했다.

대상자 중 아무도 신경학적 혹은 정신과적 질병의 병력이 없었으며, 과거에 외상성 뇌손상을 받았던 사람도 없었다. 대상자들의 뇌 구조를 분석하기 위해 MRI 촬영을 하였으며, 대상자들은 IQ 테스트와 언어 발달 테스트를 완벽하게 수행하도록 했다. 측정은 구술 및 필기 언어척도Oral and Written Language Scales와 웩슬러 지능척도Wechsler Intelligence Scale를 사용해 시행하였다.

모든 대상자의 측정 결과는 일반 인구집단과 비교할 때 정상범위에 속하긴 하였지만, 수술을 받지 않았던 대상자들에 비해 수술을 받은 대상자들에서 매우 낮은 IQ와 언어 발달 점수가 나온 것을 연구진은 발견하였다. 더 나아가, 연구진은 수술력이 있는 대상자들이 낮은 점수를 받은 것은 뇌의 후두피질occipital cortex과 소뇌cerebellum에 있는 회질gray matter의 감소 때문이라는 사실을 발견하였다.

이런 소견들은 대상자의 나이, 성별, 사회경제적 신분, 왼손잡이와 오른손잡이, 받은 수술의 종류와 전신마취제에 노출된 시간을 포함해 영향을 줄 가능성이 있는 요소들을 고려한 이후의 결과이다. 연구진에 의하면, 전신마취 수술을 받은 소아청소년들에서 확인된 IQ 저하는 5~6 정도에 해당한다고 한다.

[출처] 작성자: Honor Whiteman

또한 최근에 스웨덴 카롤린스카 대학병원에서 나온 소아 전신마취의 장기long-term 영향에 대한 논문의 결론은 4세 미만의 나이에 겪은 전신마취의 경험은 청소년기(16~18세)의 학업 성취도와 IQ에 작지만 분명한 관련성이 있다는 것입니다. 대상 수술 중 소아탈장수술이 29.3%를 차지하고 있으며, 소아탈장 전신마취수술을 받은 경우, 그렇지 않은 청소년에 비해 평균 0.36%, 많게는 0.86% 학업 성취도의 저하가 있었다고 보고했습니다. 500점 만점인 수능점수로 환산하면 평균 1.8점, 많게는 4.3점까지 저하가 된다는 의미일 수도 있습니다.

이 논문은 1973년부터 1993년 기간에 스웨덴에서 태어난 200만 명이 넘는 인구를 대상으로 연구를 한 결과로 매우 신뢰도가 높다고 보아야 할 것입니다.

이런 논문들은 수년 전부터 끊임없이 제기되어온 소아 전신마취의 유해 가능성에 대한 매우 구체적이고 진일보한 연구 결과들이라고 생각합니다. 2015년에 발생한 메르스 사태에서도 정보의 공개와 공유가 얼마나 중요한

지를 전 국민이 학습하였듯이 아무리 충격적인 연구 결과라 하더라도 사실에 기반한 결과라면 반드시 모든 정보 수요자에게 공개되어야 한다고 생각합니다.

이런 사실이 널리 알려질 때, 피치 못할 수술의 경우 수술시간을 최소화할 수 있도록 의료진에게 요청을 하거나, 혹시라도 아기가 좀 더 클 때까지 수술 시기를 연기해도 되는지 혹은 전신마취 대신 국소마취 등으로 수술이 가능한지 상담을 받아볼 수도 있기 때문입니다.

실제로 미 FDA의 '소아용 안정제의 안전성 검토위원회' 위원장인 Flick을 비롯해 소아 전신마취의 위험성을 경고하는 많은 의사들은 수술이 불가피할 경우 수술 시간을 최소화하는 것이 중요하며, 편도선 수술 등 연기가 가능한 경우에는 아기가 좀 더 큰 이후에 하는 것도 좋은 방안이 될 수 있다고 말합니다. 또한 소아 탈장수술 등은 전신마취가 아닌 다른 마취, 즉 국소마취 등으로 전환해서 시행하는 것도 좋은 방법이라고 말하고 있습니다.

아기가 탈장을 갖고 있습니까?

국소마취 고위결찰술이 최선의 선택으로 보입니다.

참고문헌

- Backeljauw B, Holland SK, Altaye M, Loepke AW. Cognition and Brain Structure Following Early Childhood Surgery With Anesthesia. Pediatrics, June 2015 DOI: 10.1542/peds.2014-3526
- Loepke AW, Soriano SG. An assessment of the effects of general anesthetics on developing brain structure and neurocognitive function. Anesth Analg 2008;106:1681-707.
- http://www.medicalnewstoday.com/articles/294966.php
- http://www.redaccionmedica.com/contenido/images/ESTUDIO_pediatria.pdf

소아(유치원·초등·중학생) 서혜부 탈장수술의 실제

방학이 가까워지면 서혜부 탈장을 가진 유치원생이나 초등학생들이 많이 진료를 옵니다. 물론 부모님이 자녀를 데려오는 것이지요. 이분들이 공통적으로 궁금해 하시는 것이 몇 가지 있습니다. 참고로, 아래의 내용은 제가 개인적으로 하고 있는 수술에 준한 설명입니다.

수술 방법

아기들이나 아직 성인의 체형이 되지 않은 학생들의 서혜부 탈장수술은 고위결찰술이란 수술을 하게 됩니다. 탈장주머니만 찾아서 입구를 묶고 나머지를 제거해주는 것이지요. 참고로, 성인탈장에서는 여기에 더하여 탈장 구멍에 대한 추가 수술을 해주게 됩니다. 이렇게만 해도 괜찮은 이유는 탈장

구멍이 매우 작기 때문에 그 틈으로 다시 탈장이 되는 일이 거의 없기 때문이지요.

그러나 100% 안심할 수는 없습니다. 개인에 따라 이 틈이 생각보다 큰 경우도 있고, 주변의 근육이 약한 아이들도 있기 때문이지요. 그래서 이런 경우에는 강리페어 탈장수술에 준해 이 틈을 교정해주면 됩니다.

마취

잠깐 잠을 재운 후 국소마취를 하고 수술을 합니다.

입원 기간

학생이라면 누구나 빠른 회복을 바랄 것입니다. 그렇다면 잘 됐습니다. 수술 당일 퇴원을 하며, 바로 일상생활에 큰 불편이 없기 때문입니다. 토요일에 수술을 하면 월요일부터 등교를 하거나 학원에 가는 데 거의 지장이 없습니다.

퇴원 후 통원치료

피하 지방층만 꿰매고 피부는 특수 접착제로만 붙여주기 때문에 실을 뽑으러 병원에 다시 올 필요가 없습니다. 집에서 상처 치료를 따로 해야 할 필요도 없고 바로 샤워도 할 수 있습니다.

상처 크기는?

소아에서 초등학생까지 서혜부 탈장수술 상처 크기는 1~1.5cm 정도입니다. 치골 바로 바깥쪽으로 약간 위쪽에 생기고요. 2~3년 지나 탈색이 되면 아예 눈에 띄지도 않을 정도입니다.

언제 수술을 해야 하는지?

학생이기 때문에 가능하면 공부에 지장이 없는 시기에 수술을 받는 게 좋겠지요? 그래서 방학 때까지, 혹은 시험이 끝날 때까지 수술을 미뤄도 되는지 여쭤보시는 분도 많으십니다. 물론입니다. 탈장은 가능하면 빨리 수술을 하고 꼭 수술을 해야 하는 병이긴 하지만, 하루 이틀 급한 병은 아닙니다. 매우 드물게 장이 탈장 구멍에 꽉 끼어 피가 안 통하는 감돈과 교액이 발생할 위험이 있긴 하지만 한두 달 기다리는 사이에 그럴 가능성은 확률적으로 매우 낮고, 혹시 그런 조짐, 즉 갑자기 심한 통증이 생기면 몇 시간 내로만 병원에 오면 됩니다.

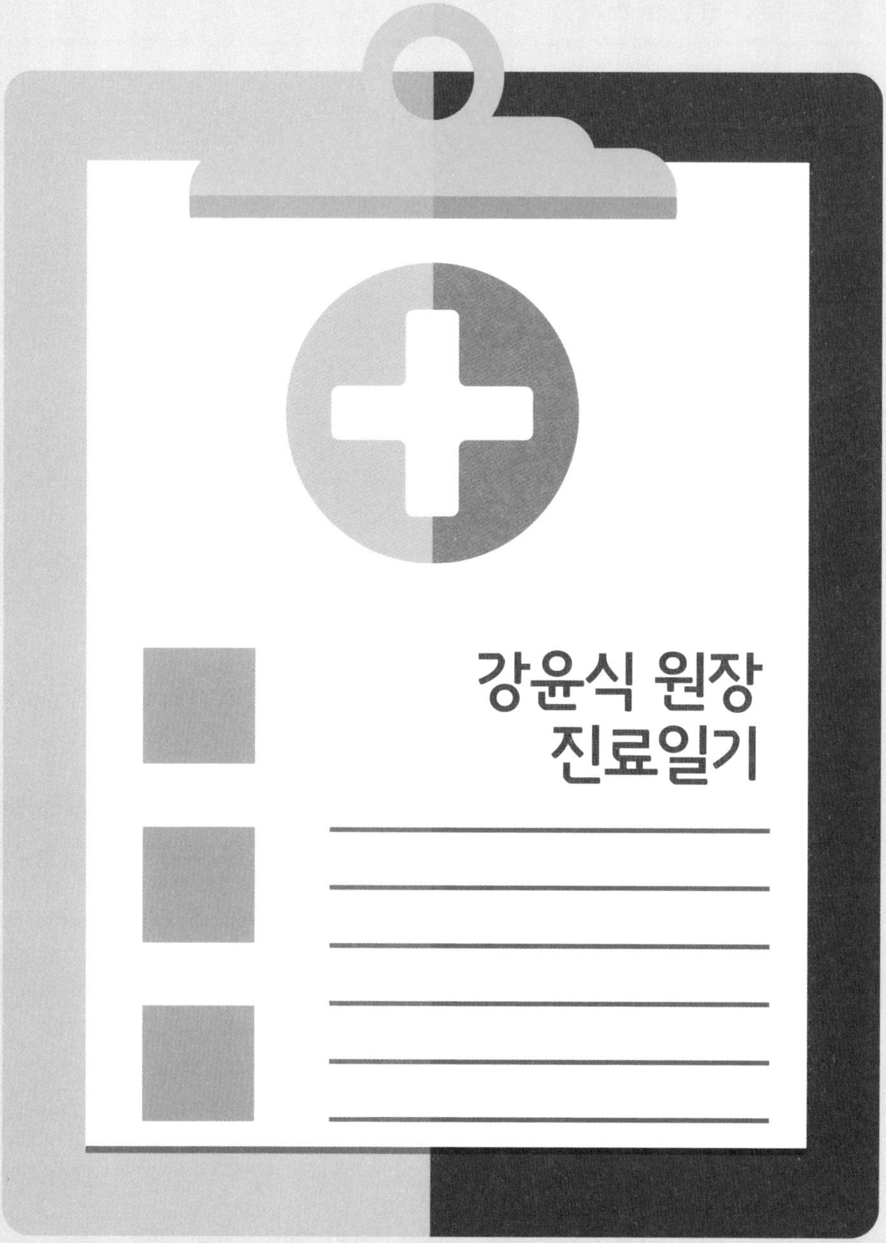

강윤식 원장
진료일기

약침을 맞다 온 탈장 환자

"Y님, 들어오십시오."

젊은 남자분이 들어오실 것으로 기대를 했는데, 50대 중반의 여성분이 들어오셨습니다.

"Y님 진료 차례인데 잘못 들어오신 것 같습니다."

"아니에요. 우리 아들인데 걱정이 돼서 제가 먼저 들어왔어요. 원장님, 말씀 좀 먼저 들어보려고요. 꼭 좀 고쳐주실 수 있나요?"

"네, 어떤 상태인지 모르지만 잘 고쳐드릴 테니 아드님을 들어오라고 그러십시오."

아들은 20대 중반의 호리호리한 청년이었습니다. 얘기를 듣다 보니 도대체 어머니가 왜 이렇게 걱정을 하고 계시는지 곧 알게 되었습니다. 지방에 사시는 분들인데, 그 지역에 약침(藥針)으로 탈장을 잘 고친다고 소문난 한의사가 있다는 이야기로 시작했습니다. 그 한의원에 다니며 2개월째 침을 맞았는데 차도가 전혀 없었다는 것입니다. 그래서 병원에 와도 제대로 고칠 수 있을지 마음이 놓이지 않는다는 것이었습니다.

궁금하기도 하고 의아스럽기도 해서 한의원 이름이 무엇이냐고 여쭤봤습니다. 그런데 어머니께서는 머뭇거리면서 "그 한의사분에게 누가 될까봐서요"라며, 끝내 대답을 하지 않으시더군요. 참 순박한 분이란 생각이 들었습니다.

수술 중에 탈장주머니를 찾다 보니 여기저기 조직이 엉겨붙어 있는 부분들이 보였습니다. 침을 맞으면서 생긴 유착 같았습니다. 그래도 다행히 수술을 하는 데 크게 어려운 점은 없었습니다. 국소마취를 하고 저희가 하는 무인공망 탈장수술로 잘 마쳤습니다.

수술 다음날 회진을 돌며 퇴원하셔도 된다고 말씀드렸더니, 집에 가려면 여러 시간 차를 타고 가야 되기 때문에 염려된다며 하루 더 있고 싶다고 말씀하셨습니다. 그동안 아들의 탈장 때문에 마음고생을 많이 하신 어머니의 걱정이 느껴져왔습니다.

탈장수술을 할 때 가장 방해가 되는 것은 조직이 엉겨 있는 것으로, 이런 상태를 유착이라고 합니다. 탈장을 완벽하게 수술하려면 탈장주머니를 잘 박리해서 처리하고 탈장 구멍을 막아주어야 하는데, 조직이 유착되어 있으면 탈장주머니를 깨끗이 박리하기 어렵습니다. 재발한 탈장의 수술이 어려운 이유도 바로 이 유착 때문입니다. 또한 이런저런 민간치료를 했거나 탈장대를 오래 착용한 분들도 유착된 경우가 많습니다. 탈장은 반드시 수술해야만 고칠 수 있는 병입니다. 따라서 효과도 없는 잘못된 치료로 시간과 돈을 낭비하면서 수술을 더 복잡하게 만들 이유가 전혀 없는 것입니다.

이 분께서는 수술 후에 만족스럽다는 경험담도 남겨주셨습니다. 그리고 완쾌되어 잘 지내고 있다고 안부도 주셨습니다. 대단히 감사합니다.

인공망 수술 후 재발한 탈장 유감

1년 전 모 대학병원에서 절개 인공망 탈장수술을 받았는데, 수개월 전에 다시 재발한 분이 오셔서 수술을 해드렸습니다. 그런데 막상 수술을 해보니, '아, 이런 줄 알았으면 손을 대지 않았을 텐데…'라는 생각이 들 정도로 이전에 수술한 자리가 엉망이었습니다. 서혜부 전체에 아예 콘크리트를 부어 놓은 듯 인

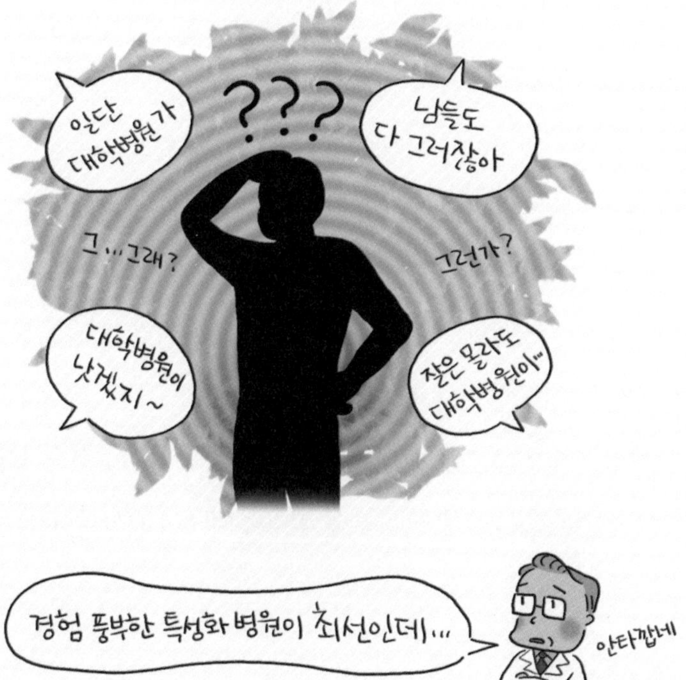

일단 대학병원가
???
남들도 다 그러잖아
그...그래?
그런가?
대학병원이 낫겠지~
잘은 몰라도 대학병원이..
경험 풍부한 특성화 병원이 최선인데...
안타깝네

공망으로 장벽이 만들어져 있었기 때문입니다.

고민 고민하며 삽입되어 있는 인공망을 어렵사리 제거한 후에야 탈장 상태를 확인할 수 있었습니다. 서혜부의 근육층이 아예 없어진 심각한 상태의 탈장이었습니다. 정석화된 수술법으론 도저히 되지 않아서 임기응변의 방법으로 수술을 간신히 마칠 수 있었습니다.

많은 분들이 무슨 병이든 무조건 대학병원에 가야 최고의 수술을 받을 수 있다고 생각합니다. 그러나 대학병원에 근무하는 외과의사들이라고 해서 모든 수술에 뛰어난 마이더스의 손을 갖고 있는 것은 아닙니다. 이 환자도 인공망이 삽입되어 있던 모양으로 볼 때, 미안한 말이지만, 잘못한 수술이 재발의 원인이었다고 말씀드릴 수밖에 없습니다.

결국 외과의사는 경험을 통해 성장하는 것입니다. 그런 의미에서 탈장과 같은 특정 영역의 질병들은 집중적인 수술 경험을 축적할 수 있는 전문화된 병원에서 수술을 받아야 최선의 결과를 얻을 수 있다고 확신합니다.

가족들 간에 잘 생기는 서혜부 탈장

서혜부 탈장은 같은 가족들 중에 잘 생기는 경향이 있습니다. 탈장이 나올 수 있는 근육의 틈새가 선천적으로 약한 가족들이 있기 때문이지요. 형제들이 다 서혜부 탈장수술을 받는 분들도 있고, 아버지, 아들, 손자에 이르기까지 3대에 걸쳐 탈장수술을 받는 가족들도 있습니다. 그래서 전에 수술 받은 분이 아버님을 모시고, 혹은 자제분을 이끌고 오시는 경우가 종종 있습니다.

얼마 전에도 일흔이 넘은 분이 멀리 의정부에서 오셔서 수술을 받았는데, 알고 보니 아드님이 몇 년 전 제게 탈장수술을 받았던 분이었습니다. 한 번 수술을 받은 분들이 망설임 없이 가족들을 모시고 다시 찾아온다는 사실에 자부심을 느낍니다.

카톡 친구가 추천한 No 1 서혜부 탈장수술병원

40대 초반의 남성분이 와서 서혜부 탈장수술을 받으셨습니다. 좌측 직접 서혜부 탈장이었습니다. 몇 달 전 기침할 때 좌측 서혜부에 압박감이 오기 시작하더니 점점 볼록하게 나오는 게 뚜렷해졌답니다. 그래도 별 거 아니려니 하고 지내다가 얼마 전 해외 출장을 가게 되었습니다. 그런데 외국에 나가 있는 며칠 사이에 뻐근한 통증이 심하게 오기 시작했습니다.

이분은 유명 백화점 본사에서 팀장으로 근무하는 분인데, 해외에서 갑자기 탈장이 심해지자 국내에 있는 팀원들에게 "좋은 탈장 전문 병원을 알아봐서

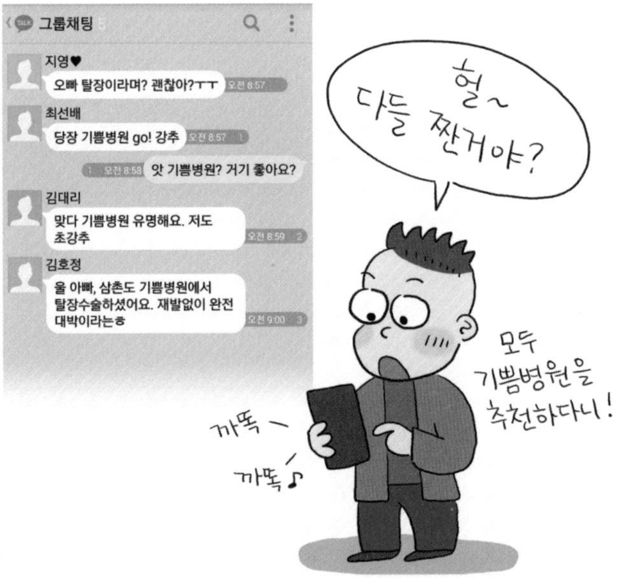
그룹채팅
지영♥
오빠 탈장이라며? 괜찮아?ㅜㅜ
오전 8:57
최선배
당장 기쁨병원 go! 강추
오전 8:57
오전 8:58
앗 기쁨병원? 거기 좋아요?
김대리
맞다 기쁨병원 유명해요. 저도 초강추
오전 8:59
김호정
울 아빠, 삼촌도 기쁨병원에서 탈장수술하셨어요. 재발없이 완전 대박이라는ㅎ
오전 9:00
헐~ 다들 짠거야?
모두 기쁨병원을 추천하다니!
까똑~
까똑♪

추천해달라"는 카톡 메시지를 보냈답니다. 그곳 인터넷 사정이 좋지 않았기 때문입니다. 그런데 50명 팀원 중 20명이 저희 기쁨병원을 추천했습니다. 그래서 귀국하자마자 저희 기쁨병원에 오신 것입니다.

그 전에도 카톡 친구들 수십 명에게 맹장수술을 잘하는 병원을 추천해달라고 했더니 1/3이 넘는 사람들이 기쁨병원을 추천해줬다며, 급성충수염(맹장염)에 걸린 아들을 데리고 와서 수술을 받게 하신 어머님이 있었습니다. 카톡으로 추천을 받아 오신 분을 다시 오랜만에 보며 마음이 뿌듯하기도 하고, 책임감이 더 느껴지기도 했습니다. 실망시켜드리지 않기 위해 더 노력하겠습니다. 감사합니다.

이비인후과 의사의 서혜부 탈장수술

서혜부 탈장수술을 받은 분 중에 이비인후과 의사가 한 분 있었습니다. 70세를 막 넘은 분이었는데, 진료 중에 "local로 마취를 한다고 해서 왔다"는 말씀을 듣고, 의사분이라는 것을 알게 되었습니다. 'Local'은 의사들 사이에서는 국소마취를 의미하는데, 일반인들이 이런 용어를 쓰는 경우는 거의 없기 때문이지요.

이분은 저에게 과찬의 말씀을 해줬습니다. 주위 동료 의사들에게 탈장수술에 대해 자문을 구했더니 여러 친구들이 저를 추천해줬다며, '탈장수술의 대가'라고 추켜세워주셨습니다. 그래서 감사하기도 하고, 궁금하기도 해서, 친구분들이 무어라며 저를 추천해주셨느냐고 여쭤봤더니, 국내에서 국소마취로 탈장수술을 하는 몇 안 되는 의사 중의 하나이고, 탈장수술 경험이 가장 많으며, 수술 시간도 20분 정도밖에 걸리지 않는다고 말했다는 것입니다. 모르는 의사들이 이렇게 자세하게 저희 탈장수술 내용을 알고 있다는 사실에 저도 깜짝 놀랐습니다.

수술 중에도 탈장수술에 대해 이런저런 얘기를 나눴습니다. 이야기의 주요 화제는 '국소마취'였습니다. 그분 말씀이, 잘 아는 4년차 외과전공의에게 '국소마취로 탈장수술을 받을 예정'이라는 이야기를 했더니, 탈장수술을 어떻게 국소마취로 하느냐며, 이상한 데 가서 잘못된 수술을 받지 말고 자기가 근무하는 대학병원으로 오라고 얘기하더랍니다. 그러면서 왜 대학에서는 이렇게 간단한 국소마취로 수술을 하지 않느냐고 제게 질문을 하셨습니다.

그래서 첫째, 국소마취로 탈장수술 하는 것을 본 적이 없기 때문에 그렇게 해야겠다는 생각도 없을 뿐더러 그런 생각이 있다고 해도 본 적이 없기 때문에 선뜻 시도를 하기가 어렵습니다. 둘째, 대학병원에서는 집도의가 직접 해야 하는 국소마취보다는 마취과 의사가 해주는 전신마취나 척추마취를 한 상태에서 마음 편하게 수술하는 것을 외과의사 입장에서 선호할 수밖에 없기 때문이라고 설명을 해드렸습니다.

이런저런 얘기를 나누는 중에 벌써 수술이 종료되었습니다. 정확히 20분 만이었습니다.

몽골에서 찾아 온 서혜부 탈장 환자

진료 대기자 명단에 있는 생경한 이름이 눈에 띄었습니다.

'불간'

순간 '불교에 귀의한 스님의 법명인가?' 하는 생각이 스쳐 지나갔습니다. 순서가 돼서 그분이 들어오는데 예상과는 달리 평범해 보이는 건장한 남성이었습니다. '불씨도 다 있었나?' 속으로 생각하면서, "어디가 불편해서 오셨지요?" 라고 질문을 했습니다. 그런데 분위기가 좀 어색했습니다. 곧 그분이 "잉글리쉬, 잉글리쉬" 하는 것을 듣고 이내 한국 사람이 아니란 것을 알게 되었습니다.

짧은 영어로 이것저것 물어보면서, 그분이 몽골 사람이란 것을 알게 되었습니다. 서혜부 탈장이 있어 오신 것입니다. 흔히 봐왔던 몽골 근로자와는 분위기가 좀 다르고 꽤 지적인 분으로 보여서 한국에서 어떤 일을 하는지 궁금증이 일어 여쭤봤습니다. 그런데 한국에 거주하는 몽골인이 아니라 서혜부 탈장수술을 받기 위해 몽골에서 오늘 아침 일부러 한국에 오신 분이었습니다. 이야기인즉슨, 몽골에서 인터넷 서핑 중에 우연히 저희 병원 영문 홈페이지를 방문

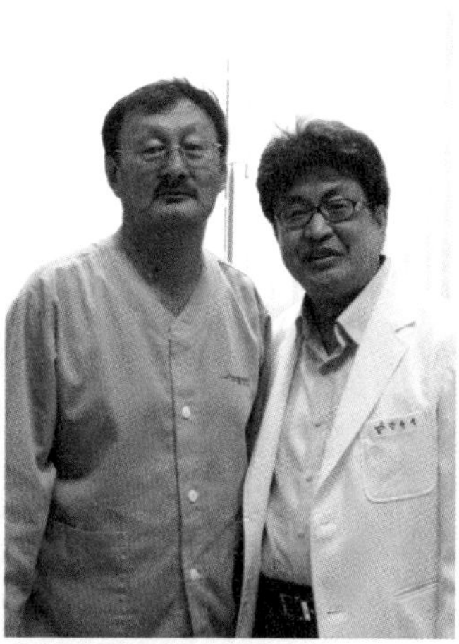

스스로 외국에서 찾아오신
첫 환자, 불간 씨와 함께

하게 되었고, 거기에 써 있는 탈장 설명 내용을 보고 일부러 저희 병원에 찾아 온 것이었습니다. 제 이름까지 외우고 오셨을 뿐만 아니라, 작은 선물을 가져왔다며 가방에서 '칭기스'란 상표가 붙은 보드카 한 병을 꺼내서 주시기까지 했습니다.

'이제 세계가 정말 좁아졌구나' 하는 생각과, '우리 한국의 의료가 외국에서도 많이 인정을 받고 있구나' 하는 생각이 들었습니다. 아무리 인터넷으로 병원 홈페이지에 접속이 되었다고 해도 한국의 의료에 대한 신뢰가 없다면 이렇게 직접 찾아오지는 않았을 것이기 때문입니다. 그래서 좀 더 다양한 외국어로 된 홈페이지를 만들어야겠다는 생각과 외국에서도 우리 홈페이지가 검색이 잘 될 수 있는 방안을 알아봐야겠다는 생각이 들었습니다.

오른쪽 서혜부 탈장만 있는 것으로 알고 오셨는데, 초음파검사를 해보니 양측 직접 서혜부 탈장이었습니다. 그래서 설명을 드리고 특별히 신경을 써서 꼼꼼하게 수술을 해드렸습니다.

수술 중에 서로 유창하지 못한 영어로나마 대화를 해보니 몽골에서 광산업을 하시는 분이었습니다. 아직 몽골에 가본 적이 없다고 하니까 다음에 꼭 한 번 초대를 해서 여러 가지를 보여주겠다고 하시더군요. 저녁 회진 시에도 특별히 불편한 점이 없다 하셨고, 좀 걸어도 되느냐고 해서 괜찮다고 이야기를 해드렸습니다. 다음 날 아침에 퇴원을 하고 바로 몽골로 돌아갔습니다.

무인공망 탈장수술을 찾아서 온 미국인

40대 중반의 한 미국인 남성이 탈장 진료를 받기 위해 오셨습니다. 병원 소개를 받으려고 서울시에서 운영하는 120 다산콜센터에 전화를 했더니 모 유명 대학병원을 소개해주더랍니다. 그런데 크고 유명한 병원이라고 꼭 수술을 잘할 거라는 생각이 들지를 않아 인터넷 검색을 하던 중, 영문으로 되어 있는 저희 홈페이지를 보게 되었답니다. 마침 탈장수술에 사용하는 인공망인 폴리프로필렌 메쉬polypropylene mesh의 부작용에 대해 미국에서부터 들어오던 차에 무인공망 수술을 한다는 저희 홈페이지 내용을 보고 '바로 여기다'라는 생각에 찾아오신 것입니다.

진료를 해보면 미국인을 비롯한 서양인들은 우리보다 꼼꼼하게 모든 걸 확인하는 성격을 가진 분들이 많습니다. 이분도 인공망의 문제점을 알고 왔으면서도, 인공망을 사용하지 않아도 재발이 많지는 않은지, 인공망을 쓰지 않는다면 과연 수술은 어떻게 하는지, 탈장 구멍을 봉합하는 실은 남겨놔도 되는지 등등 꼼꼼하게 질문을 하더군요.

이렇게 진료를 받고 돌아갔던 그 미국인이 한 달 뒤에 다시 오셔서 수술을 받았습니다. 서울시 교육위원회에 근무를 하고 있는 분인데, 그동안 부서 내에서 팀 대항 배구대회가 있어서 참석을 하느라 늦었다 했습니다. 자신의 팀이 우승을 했다고 좋아하더군요. 한 달 뒤 휴가차 미국에 갔다 올 계획이라고 하길래, 그럼 미국에 가서 수술을 받지 그러냐고 물어봤습니다. 대답은 미국은 수술비가 너무 비싸다는 것과, 그곳에서는 무인공망 수술 하는 데를 찾기가 힘들 것 같아 저희 병원에서 수술을 받고 미국에 가겠다고 하더군요. 아직까지 한국은 의료 천국입니다.

수술을 해보니 탈장주머니가 매우 큰 상태였습니다. 국소마취를 하고 강리 페어 탈장수술법으로 수술을 해드렸고, 저녁 회진 후, 만족스러워하며 퇴원을 했습니다.

'숄다이스 병원에 가려다 왔어요'

캐나다에서 서혜부 탈장으로 탈장수술을 받고자 오신 교민에게 우측 서혜부 탈장수술을 해드렸습니다. 종종 미국이나 캐나다 혹은 동남아 등지에서 사는 교민들이 오셔서 탈장수술을 받기 때문에 이분도 그런가 보다 하고 있었습니다. 국소마취를 하고 강리페어 탈장수술을 끝내가고 있을 즈음 몇 가지 질문을 해도 되냐고 하셨습니다. "물론입니다"라고 말씀드렸더니, 탈장수술을 하고 내일 당장 여행을 좀 해도 되겠느냐, 비행기는 타도 되느냐 등등 질문을 하셨습니다. 아마도 탈장수술 끝나고 귀국을 하신 길에 어디 다녀오실 데가 있는 모양이구나 생각하며, "당연히 가능하다"고 답변을 드렸고요. 그런데 갑자기 "숄다이스 병원은 곧 망하겠네요"라고 뜬금없이 말씀하셨습니다.

"숄다이스 병원을 아시나요?"

"그럼요. 캐나다에서는 유명하니까요."

"그런데 왜 그리로 안 가고 저희 병원에 오셨습니까?"

"그 병원을 인터넷으로 찾아보다가 기쁨병원이 검색이 돼서 원장님 글을 읽어보고 이렇게 오게 되었어요."

"그러시군요. 바로 그 숄다이스 병원이 저희가 뛰어넘고자 하는 병원입니다."

그러자 그분이 숄다이스가 왜 그렇게 탈장 병원으로 유명해졌는지 물어보셨습니다.

그래서 숄다이스 병원은 1945년에 세워진 병원으로 당시 군의관으로 참전 중이던 숄다이스란 외과의사가 나름의 탈장수술법을 개발해서 시작한 병원이라는 것과, 당시 보통 탈장수술 후 재발률이 10~20%이던 시대에 재발률 1~2%라는 당시로서는 놀라운 결과를 발표하면서 지금 같이 유명해졌지만 1940년대에 개발된 구식의 탈장수술법을 아직도 사용하고 있다고 말씀드렸습니다.

구식의 탈장수술법이란 말은 통증이 매우 심한 후복벽교정술의 일종이란 뜻이지요. 그리고 같은 방법으로 탈장수술을 해도 숄다이스 병원에서 발표하

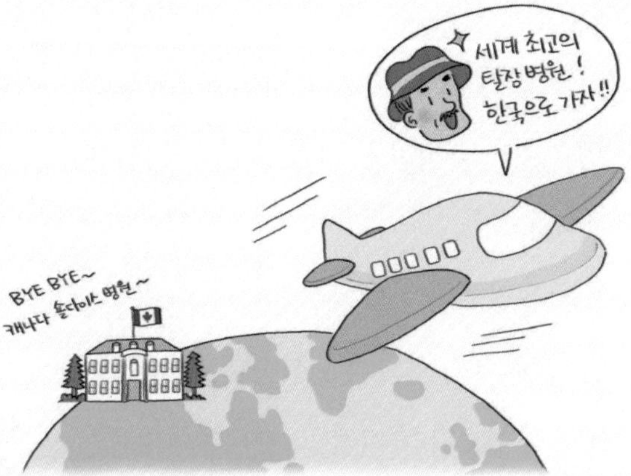

세계 최고의 탈장 병원! 한국으로 가자!!
BYE BYE~ 캐나다 숄다이스 병원~

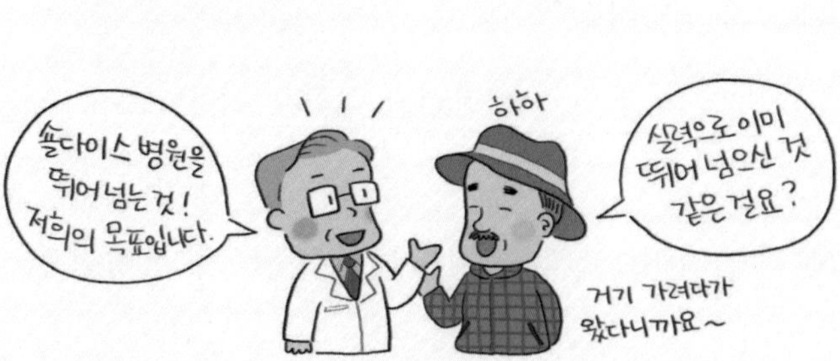

숄다이스 병원을 뛰어넘는 것! 저희의 목표입니다.
하하
실력으로 이미 뛰어 넘으신 것 같은걸요?
거기 가려다가 왔다니까요~

는 것만큼 좋은 결과가 다른 병원에서는 나오지 않는다는 것도 말씀드렸습니다. 지금도 여전히 그 방법을 쓰고 있는데, 전신마취나 척추마취로 수술하며 수술 후 심한 통증으로 인해 3박4일 정도 입원을 하는 것으로 되어 있습니다.

"어쨌든 현재로서는 가장 유명한 탈장센터인 것은 분명하고 저희 기쁨병원이 뛰어넘고자 하는 대상 병원이지만, 탈장수술법으로는 이미 뛰어 넘은 상태입니다"라고도 말씀해드렸습니다. 저희가 개발한 강리페어 탈장수술은 훨씬 더 간단하고, 국소마취로 수술하며, 수술 후 통증이 현저히 적고, 그래서 당일 퇴원을 하는 분들이 대부분이고, 재발률도 0.2~0.3%에 불과하기 때문입니다.

"제가 캐나다에 가서 탈장수술은 무조건 기쁨병원이라고 열심히 선전을 해야겠습니다." 그분이 마지막으로 하신 말씀입니다.

궁금궁금! 탈장이야기

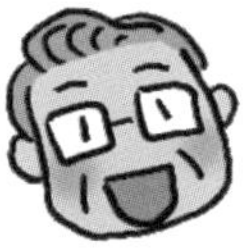

Dr.Kang's tip : 탈장이란 무엇인가?

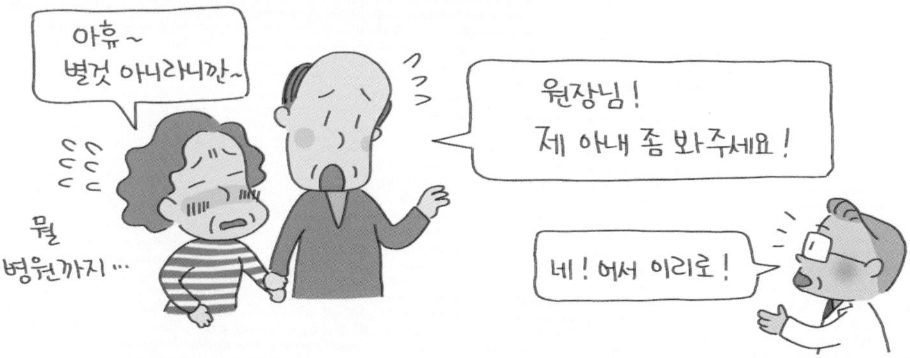
아휴~ 별것 아니라니깐~
뭘 병원까지…
원장님! 제 아내 좀 봐주세요!
네! 어서 이리로!

이 사람은 괜찮다지만, 혹시 탈장이 아닐까 걱정이에요.

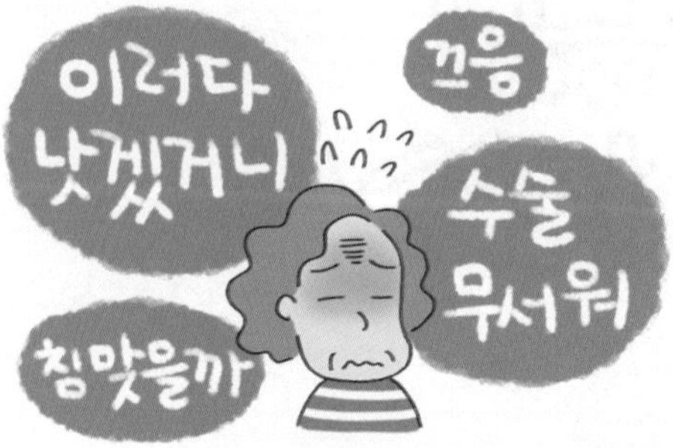
이러다 낫겠거니
끄응
수술 무서워
침맞을까

의외로 많은 분들이 탈장을 방치하십니다. 하지만, 시간이 갈수록 증세는 더 심해지고 합병증 위험도 높아집니다. 물론 수술도 더 어려워지죠.

하지만, 탈장은 저절로 낫지 않습니다.
유일한 방법은 바로 수술입니다.

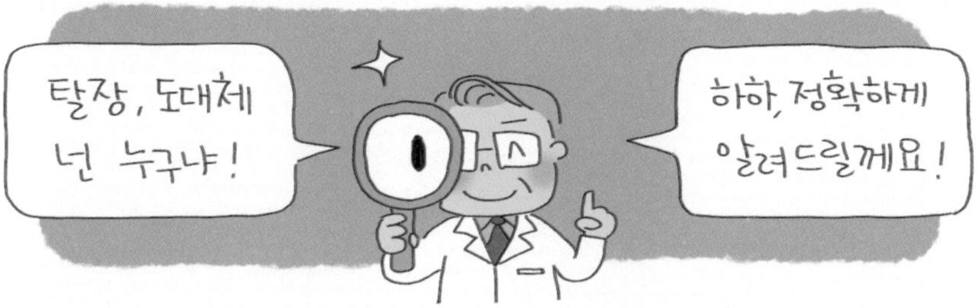
탈장, 도대체 넌 누구냐!
하하, 정확하게 알려드릴께요!

탈장은 복강 안에 있어야 할 장이 근육의 터진 틈을 통해 살 밑으로 불룩하게 탈출한 상태입니다.

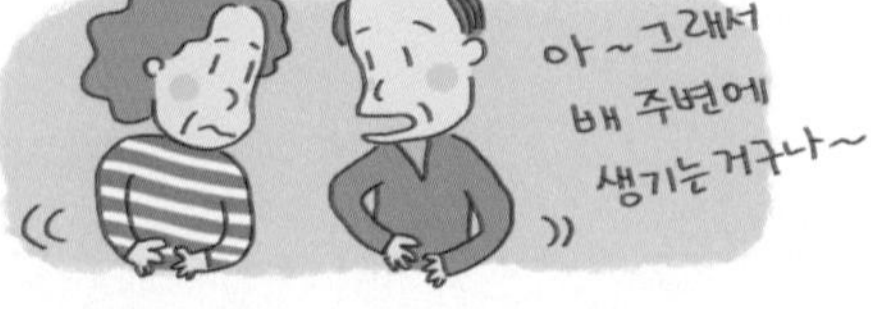
아~그래서 배 주변에 생기는거구나~

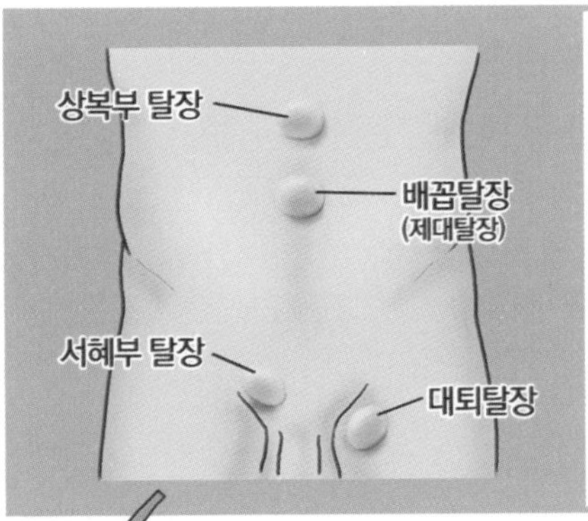
상복부 탈장
배꼽탈장
(제대탈장)
서혜부 탈장
대퇴탈장

부위별 탈장 종류

배꼽탈장 : 배꼽이 볼록해지는 탈장
반흔탈장 : 수술 상처가 벌어져서 생기는 탈장
상복부 탈장 : 배꼽과 명치 사이 정중앙선에 생기는 탈장
대퇴탈장 : 허벅지와 아랫배 경계부에 생기는 탈장
(서혜부 탈장 바로 아래)

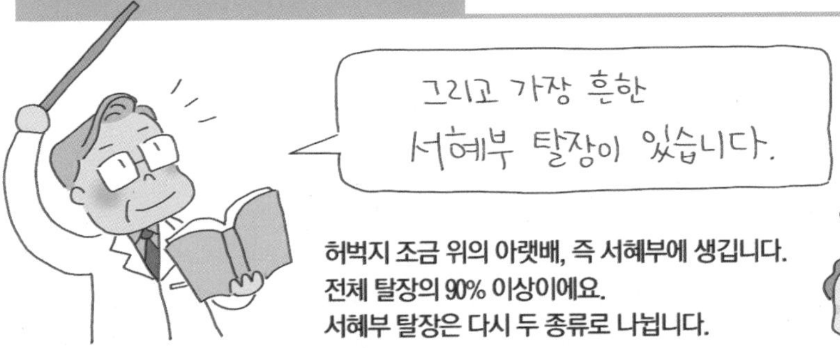
그리고 가장 흔한
서혜부 탈장이 있습니다.

허벅지 조금 위의 아랫배, 즉 서혜부에 생깁니다.
전체 탈장의 90% 이상이에요.
서혜부 탈장은 다시 두 종류로 나뉩니다.

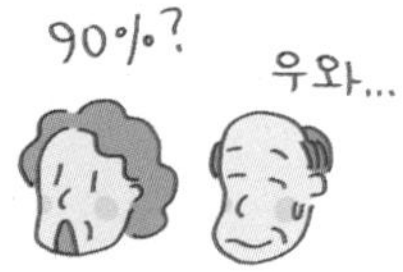
90%?
우와...

직접 서혜부 탈장

약해진 근육층이 찢어지면서
탈장이 직접 뚫고 나오는 경우입니다.

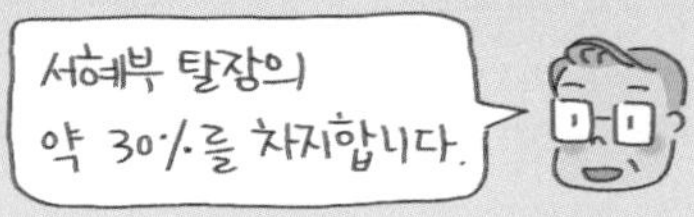
서혜부 탈장의
약 30%를 차지합니다.

간접 서혜부 탈장

남성의 경우
고환 혈관과 정관이 근육을 관통하는
틈이 느슨해 벌어지면서 탈장이 됩니다.

여성의 경우
자궁을 고정시키는 원형인대가 관통하는
근육틈이 느슨해지면서 탈장이 됩니다.

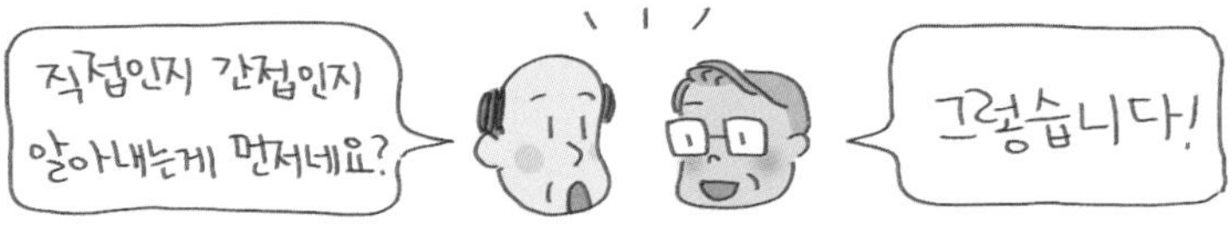
직접인지 간접인지
알아내는게 먼저네요?
그렇습니다!

수술전 초음파검사로 정확히 진단하는게 원칙이랍니다.
각 경우에 맞게 서로 다른 수술법을 사용해야합니다.

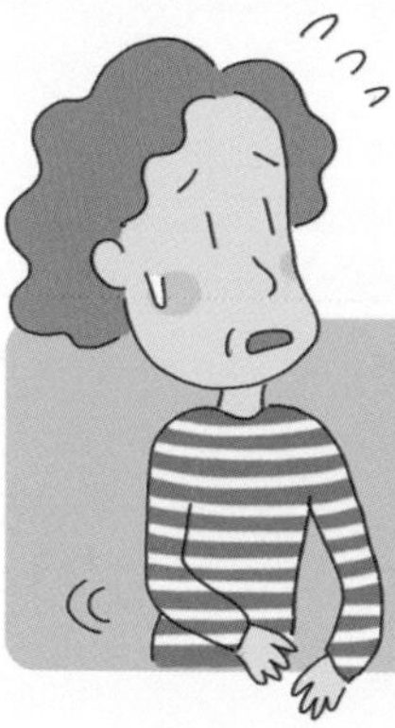
저는 사타구니 부위에
물혹 같은 것이 만져지는데요?

네. 배와 허벅지 경계부위에 생긴 대퇴탈장입니다.
서혜부 탈장보다 조금 아래 부위입니다.
주로 여성에서 생기지요.
이 탈장은 혈액순환이 차단될 위험이 높으니, 수술을 서두르셔야 합니다.

그러면, 탈장인지 아닌지 어떻게 알 수 있을까요?

서서 활동하면 볼록하게 솟아오르고 눕거나 자고 나면 없어질때,
기침이나 재채기를 하면 더 크게 볼록해질때,
만지면 말랑말랑하고 꼬르륵 소리가 나기도 하며
뱃속으로 쏙 들어가기도 할때,
가끔 뻐근할때 (단, 전혀 통증이 없는 분도 많습니다)

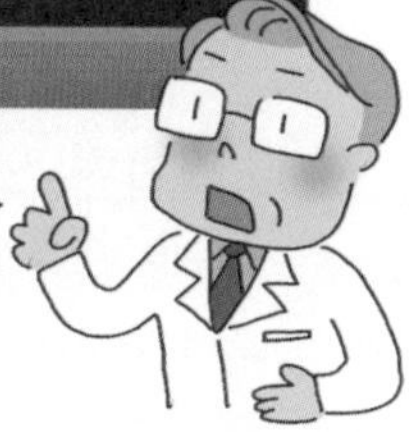
이런 증상이 있을 경우
탈장일 가능성이 높습니다.

잠깐! 전에는 들어가던게 잘 들어가지 않거나 아예 들어가지 않는다면
매우 심해진 상태이니 더 이상 수술을 미루시면 안됩니다!

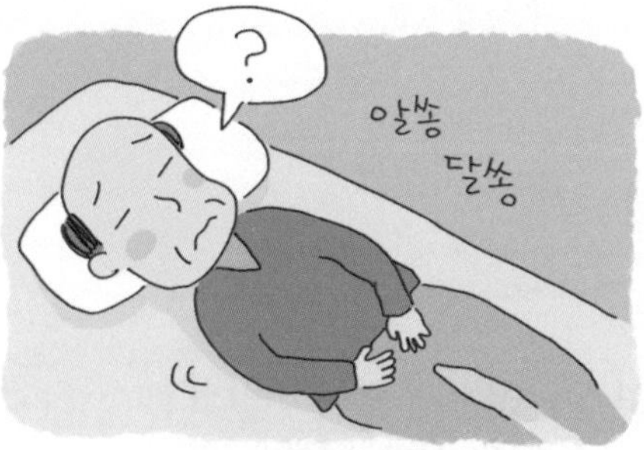
?
알쏭
달쏭

단단하고 동글동글한 콩알 같은게 만져질때,
생길 때부터 누워도 그대로 있거나
오히려 더 잘 만져질때는
탈장이 아닐 가능성이 많습니다.

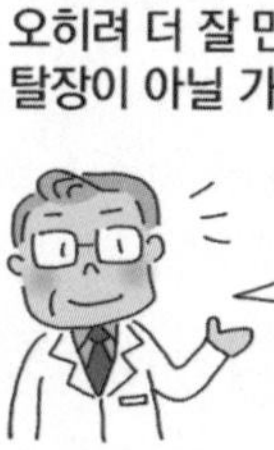
정확한 진단을 위해
꼭! 병원을 방문하세요!

근데 제 동생은 어릴적에 탈장이 있었는데
자라면서 그냥 없어졌어요.
이런 일이 꽤 있다던데, 어떻게 된 건가요?

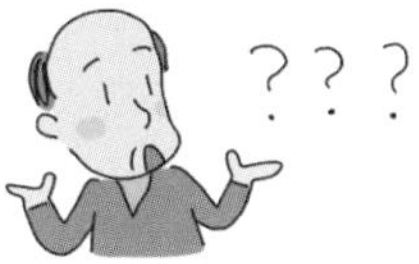
???

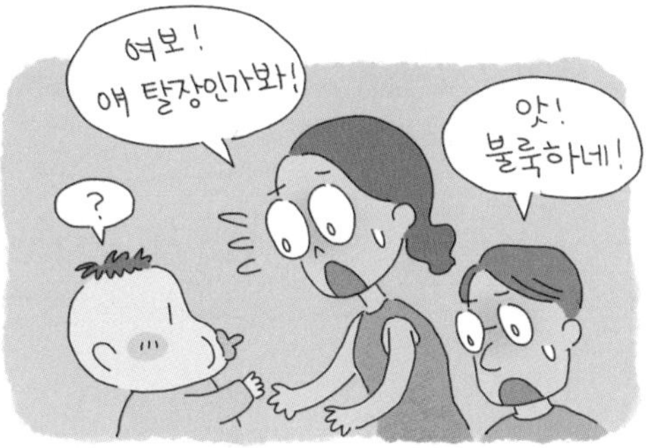
여보!
얘 탈장인가봐!
?
앗!
불룩하네!

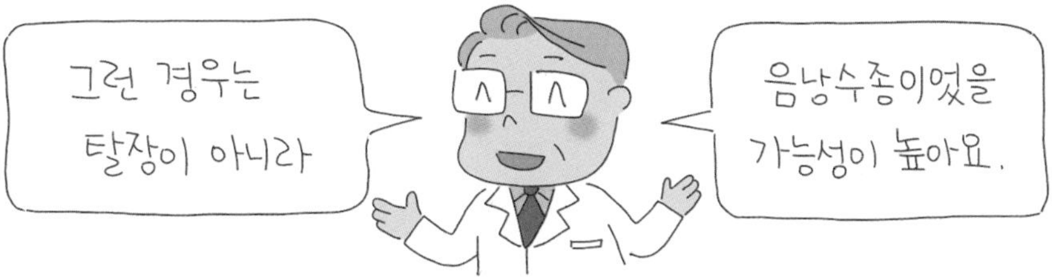
그런 경우는
탈장이 아니라
음낭수종이었을
가능성이 높아요.

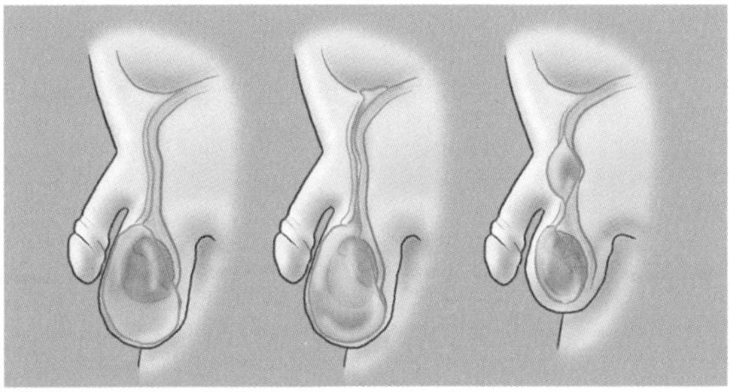

음낭수종은 음낭에 생긴 물혹으로,
아기들에게 잘 생깁니다.
불룩한 속에 있던 물이 흡수되며
서서히 없어지는 경우가 있어요.
탈장이 저절로 사라졌다고 착각할수 있죠!

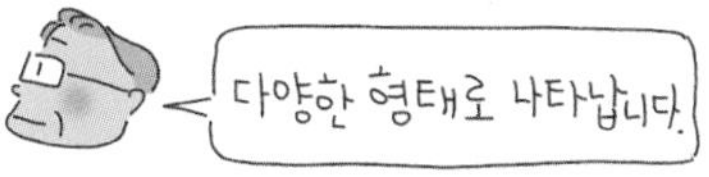
다양한 형태로 나타납니다.

하지만 탈장은 저절로 낫지 않습니다.
민간요법이나 탈장대 등으로도 치료가 되지 않습니다.

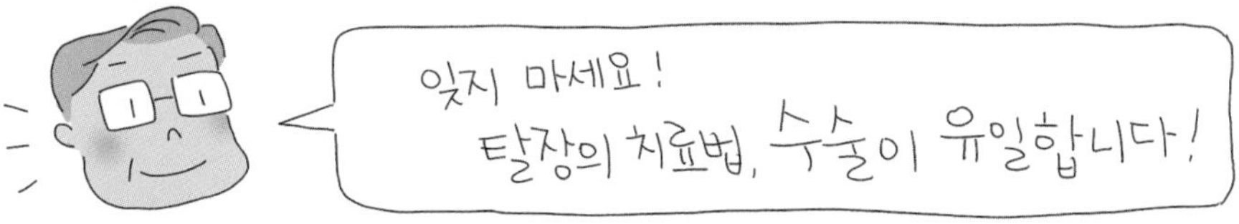
잊지 마세요!
탈장의 치료법, 수술이 유일합니다!

Dr.Kang's tip : 탈장수술의 시기

탈장수술, 언제 해야 하냐구요?

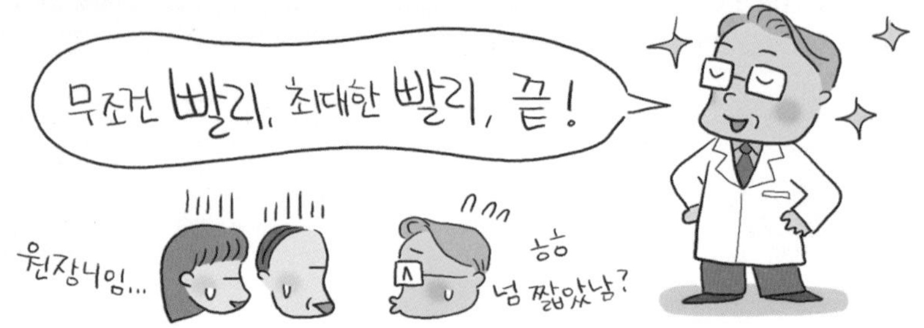
무조건 빨리, 최대한 빨리, 끝!
원장니임...
ㅎㅎ
넘 짧았남?

하나씩 알려드릴께요~ 탈장수술, 왜 빨리 해야 할까요?

합병증 위험!

1. 서혜부탈장, 대퇴탈장은 감돈, 교액 등 합병증이 잦습니다.
2. 남성의 경우 음낭까지 내려오는 탈장을 장기 방치시 고환 기능 장애가 생길 수 있습니다.
3. 남아의 경우 서혜부탈장과 고환 발육이상이 함께 생길 수 있어, 조기 교정하지 않으면 고환 기능 장애 및 고환암의 원인이 될 수 있습니다.

재발 위험!

오래 방치할수록 벌어진 근육 틈이 점점 커져 수술 후 재발 위험이 높아집니다.

특히 반흔탈장의 경우 재발률이 무척 높아 빠른 수술이 필요합니다.

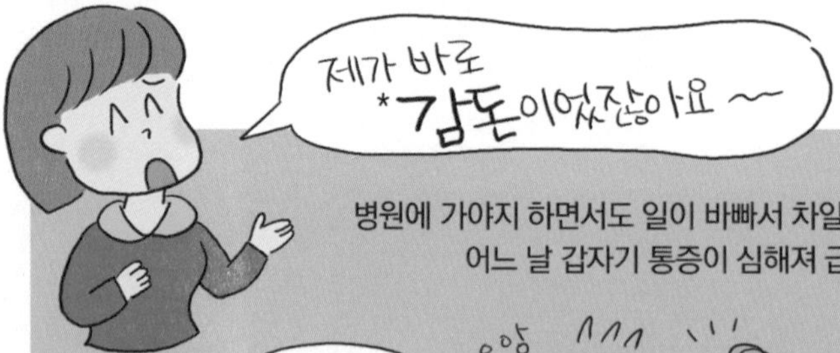
제가 바로
*감돈이었잖아요 ~~

병원에 가야지 하면서도 일이 바빠서 차일피일 미루시던 환자 분!
어느 날 갑자기 통증이 심해져 급히 병원을 찾으셨어요.

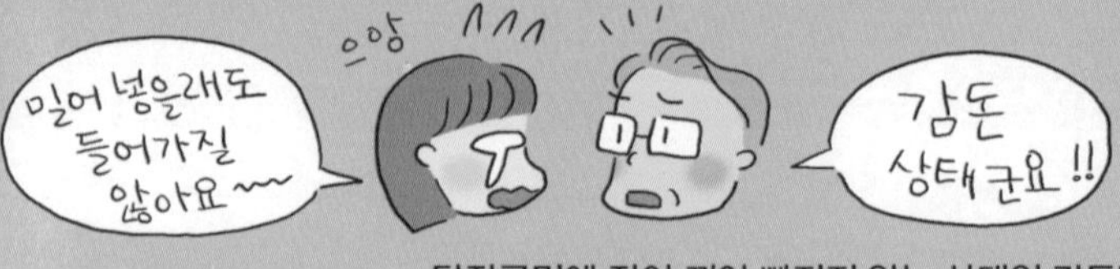
밀어 넣을래도 들어가질 않아요 ~~
으앙
감돈 상태군요!!

탈장구멍에 장이 끼어 빠지지 않는 상태인 감돈!
다행히 크게 악화되어 있지 않아 20분 만에 수술을 잘 끝냈답니다.
이렇게 간단한 걸, 그동안 왜 미루셨어요~

* 감돈 : 장이 탈장구멍에 끼어서 빠지지 않는 상태

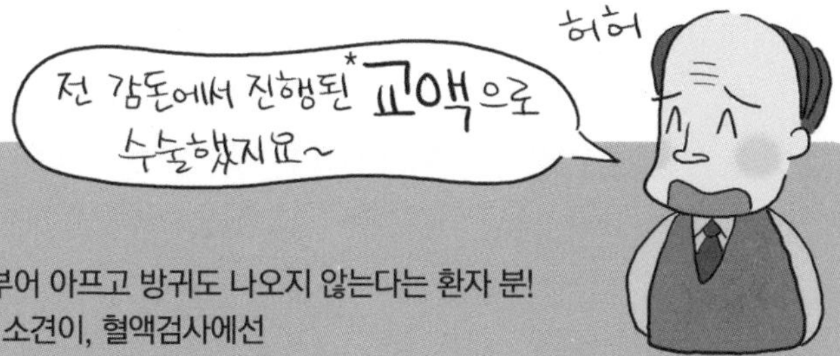
허허
전 감돈에서 진행된* 교액으로 수술했지요~

서혜부가 단단하게 부어 아프고 방귀도 나오지 않는다는 환자 분!
x-ray에선 장폐색의 소견이, 혈액검사에선
백혈구 수치가 정상치의 3배 이상이라는 결과가!

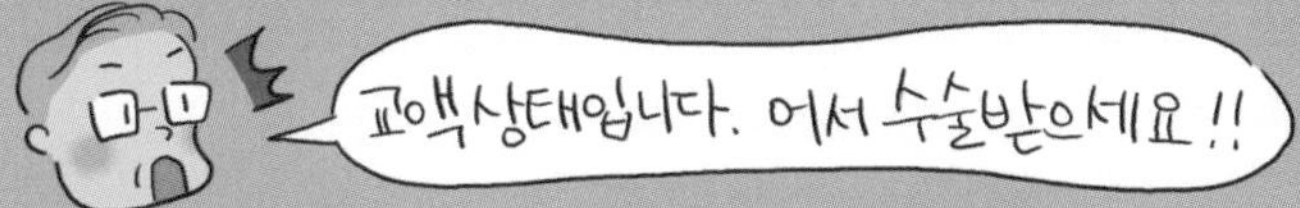
교액상태입니다. 어서 수술받으세요!!

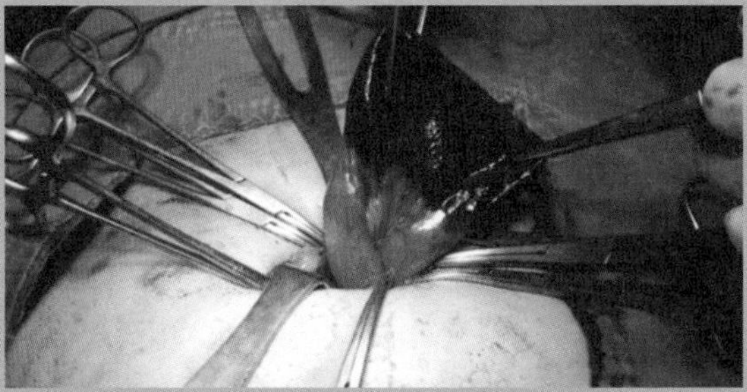

이 분은 탈장된 소장이 썩어 있는 교액 상태였지만 다행히 터져 있진 않은 상태.
만약 터졌다면 복막염과 패혈증 등 심각한 상황으로 연결되거든요.
썩은 부분을 잘라내고 건강한 부위를 서로 이어주는 수술, 무사히 마쳤습니다.

* 교액 : 감돈이 지속되어 혈액순환이 되지 않아 장이 썩는 상태

· 실제 사례입니다

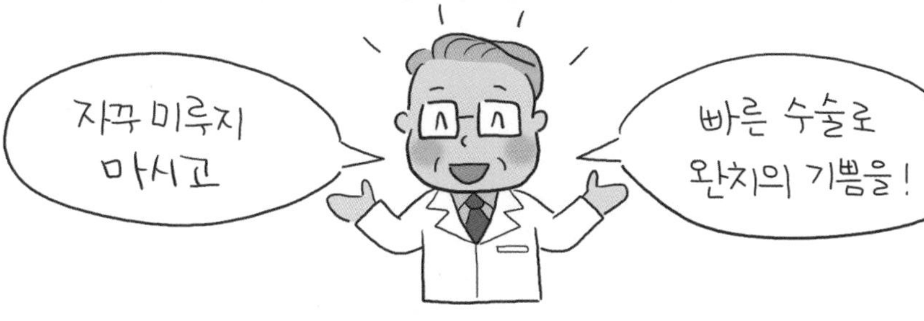
자꾸 미루지 마시고
빠른 수술로 완치의 기쁨을!

Dr.Kang's tip : 좋은 병원 선택하기

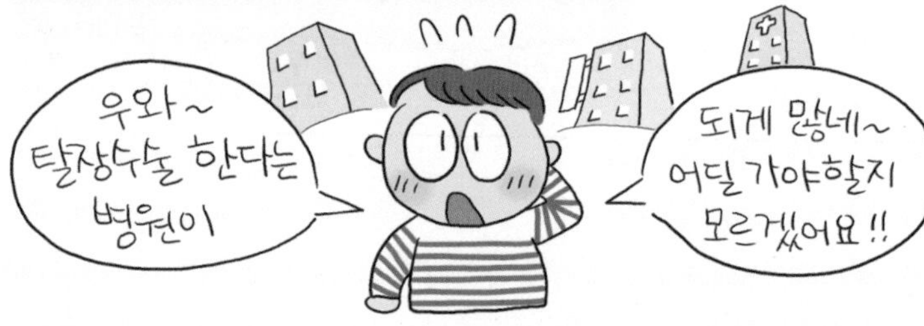
우와~
탈장수술 한다는
병원이
되게 많네~
어딜 가야할지
모르겠어요!!

간단해 보이지만 실은 가장 신경 써서 해야 하는 수술인 탈장수술!
재발이 많고 후유증도 많이 생길 수 있어 좋은 병원을 선택해야 해요.

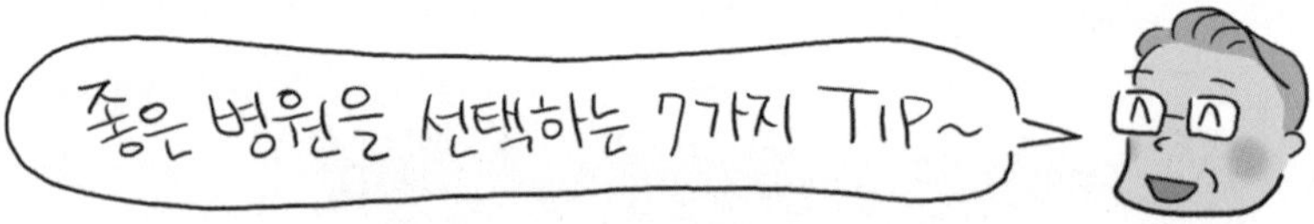
좋은 병원을 선택하는 7가지 TIP~

1. 아는 것이 힘!

오호~
조금은
어렵지만
꼼꼼하게

많이 들어본 병원이라서? 집에서 가까운 곳이라서?
이렇게 골라선 안 되죠~
인터넷 검색을 통해 공부하시면 큰 도움이 된답니다.

2. 어떤 마취가 안전할까?

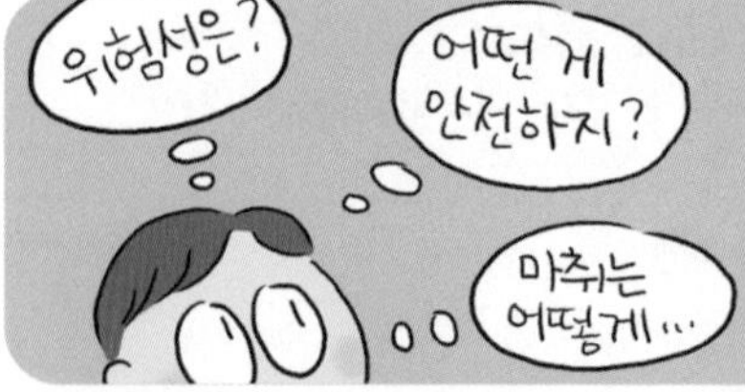
위험성은?
어떤 게
안전하지?
마취는
어떻게...

탈장수술을 위한 최선의 마취, 꼼꼼히 살펴보세요.
편안하고 안전한 수술, 그리고 재발을 막기 위해선
좋은 마취의 선택이 중요합니다.

3. 부작용 없는 수술은 무엇일까?

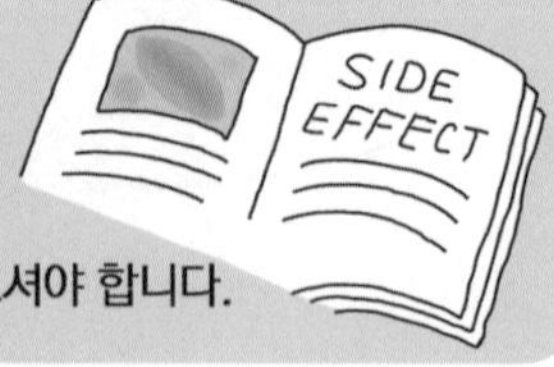
SIDE
EFFECT

아무리 좋은 수술도 부작용이 생기면 안하느니만 못하겠죠.
심한 만성통증, 감염, 복강경 투관침으로 인한
또 다른 종류의 탈장 발생 등 수술 종류 별 부작용을 꼭 알아보셔야 합니다.

4. 재발률은 어떨까?

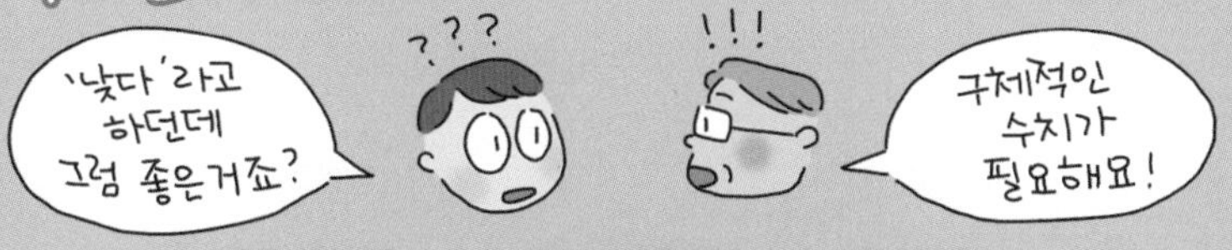
'낮다'라고 하던데 그럼 좋은거죠?
???
!!!
구체적인 수치가 필요해요!

서혜부탈장은 수술 후 재발이 많은 병으로 알려져 있어요.
집도의의 경험과 실력도 중요하지만 수술법의 선택이 더 중요합니다.
따라서 재발률이 얼마나 되는지 구체적인 수치로 밝혀 놓은 병원의 수술법을 선택하시는 것이 좋겠죠!

5. 얼마나 많은 수술을 한 곳일까?

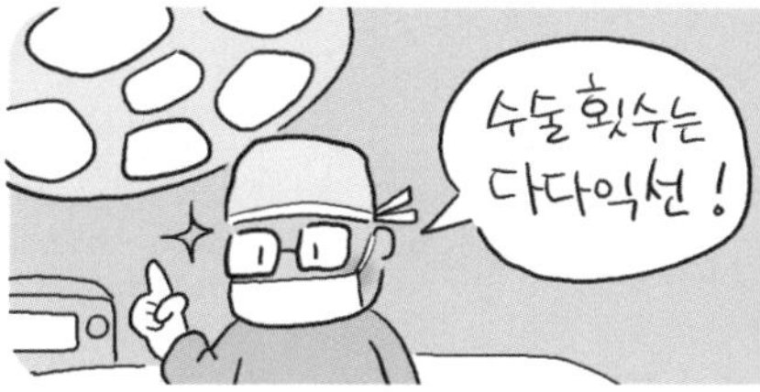
수술 횟수는 다다익선!

경험이 많을수록 더 능숙하고 정확합니다.
수술을 많이 하는 병원에 가시면
좋은 결과를 얻을 확률이 더 높아지지요!

6. 얼마나 오래 입원해요?

입원 기간은 수술에 대한 종합 평점이라고 할 수 있어요.
간단한 수술, 정확한 수술, 이게 바로 좋은 수술이죠~
짧을수록 좋다는 사실, 잊지 마세요!

9.0
9.5
10.0
10.0

7. 경험자 이야기를 들어보자!

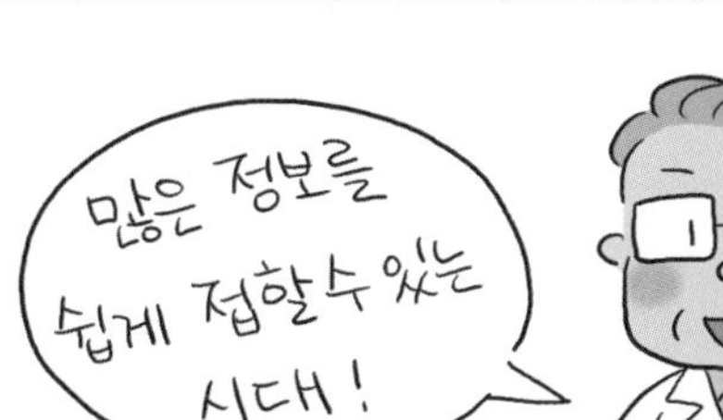
흐음...
그렇구나

탈장수술을 경험한 사람의 이야기도
중요한 정보가 됩니다.
문제는, 홍보를 위한 가짜 후기도 많다는 것~
진정성 있는 후기를 잘 분별해 읽어보셔야 해요!

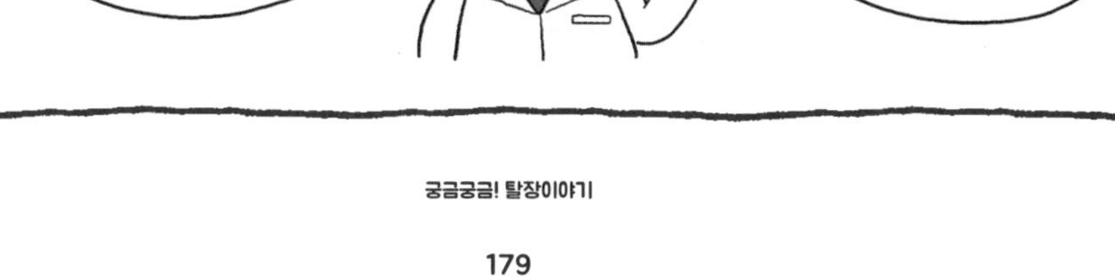
많은 정보를 쉽게 접할 수 있는 시대!
잘 비교해서 최상의 결정을 하십시오!

Dr.Kang's tip : 가장 좋은 탈장수술법은 무엇일까요?

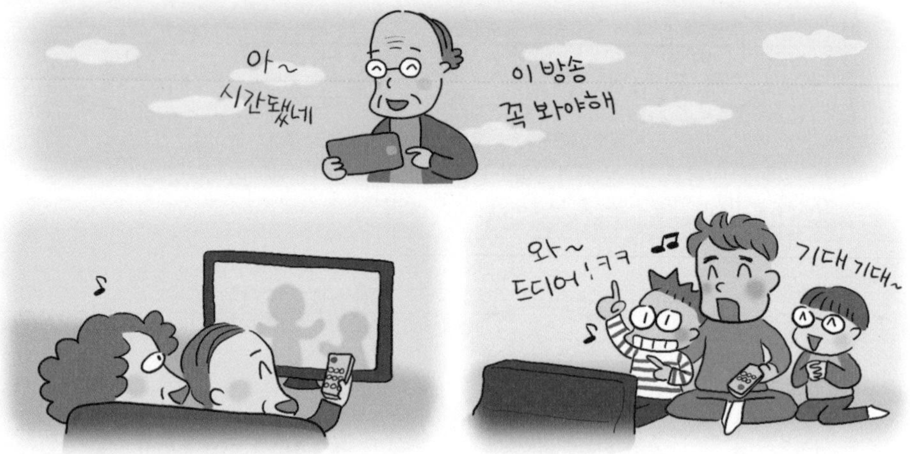
아~ 시간됐네
이 방송 꼭 봐야해
와~ 드디어! ㅋㅋ
기대 기대~

다들 뭘 보냐구요? 오늘 우리 원장님 TV 나오시는 날이거든요! ㅎㅎ

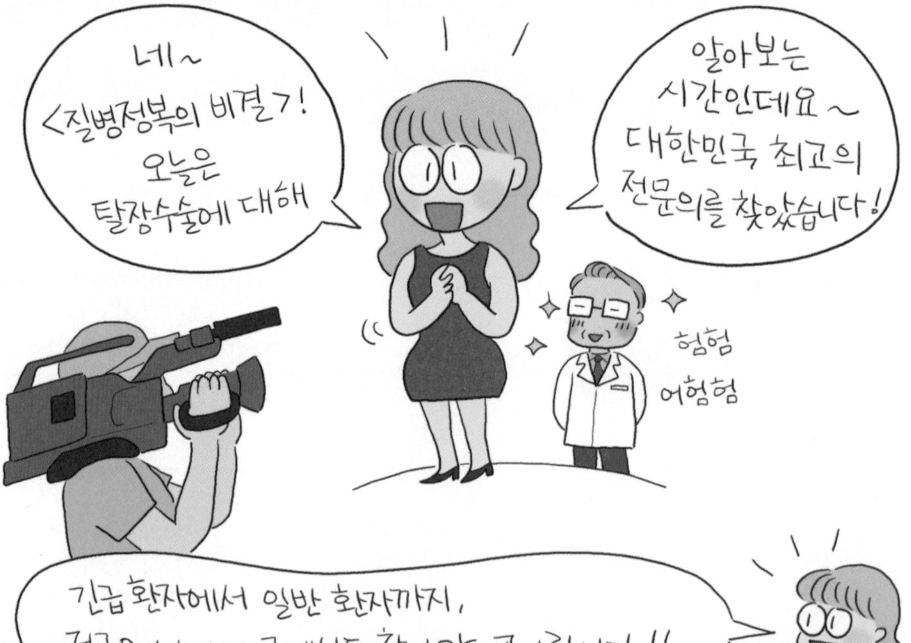
네~ <질병정복의 비결>! 오늘은 탈장수술에 대해
알아보는 시간인데요~ 대한민국 최고의 전문의를 찾았습니다!
험험 어험험
긴급 환자에서 일반 환자까지, 전국을 넘어 외국에서도 찾아오는 곳이랍니다!!
의학 한류♡

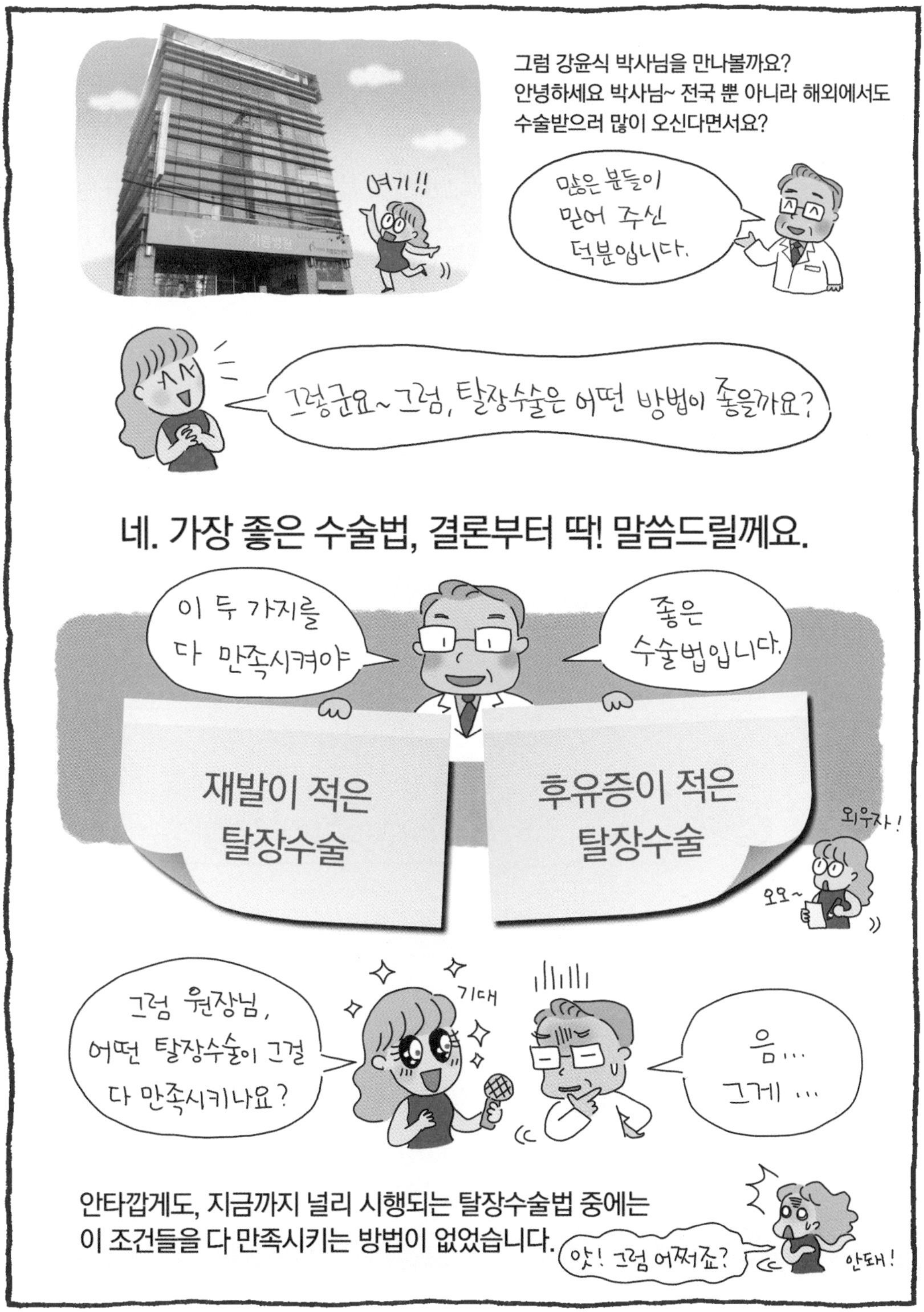
그럼 강윤식 박사님을 만나볼까요?
안녕하세요 박사님~ 전국 뿐 아니라 해외에서도 수술받으러 많이 오신다면서요?
여기!!
기쁨병원
많은 분들이 믿어 주신 덕분입니다.
그렇군요~ 그럼, 탈장수술은 어떤 방법이 좋을까요?
네. 가장 좋은 수술법, 결론부터 딱! 말씀드릴께요.
이 두 가지를 다 만족시켜야
좋은 수술법입니다.
재발이 적은 탈장수술
후유증이 적은 탈장수술
외우자!
오오~
그럼 원장님, 어떤 탈장수술이 그걸 다 만족시키나요?
기대
음... 그게 ...
안타깝게도, 지금까지 널리 시행되는 탈장수술법 중에는 이 조건들을 다 만족시키는 방법이 없었습니다.
앗! 그럼 어쩌죠?
안돼!

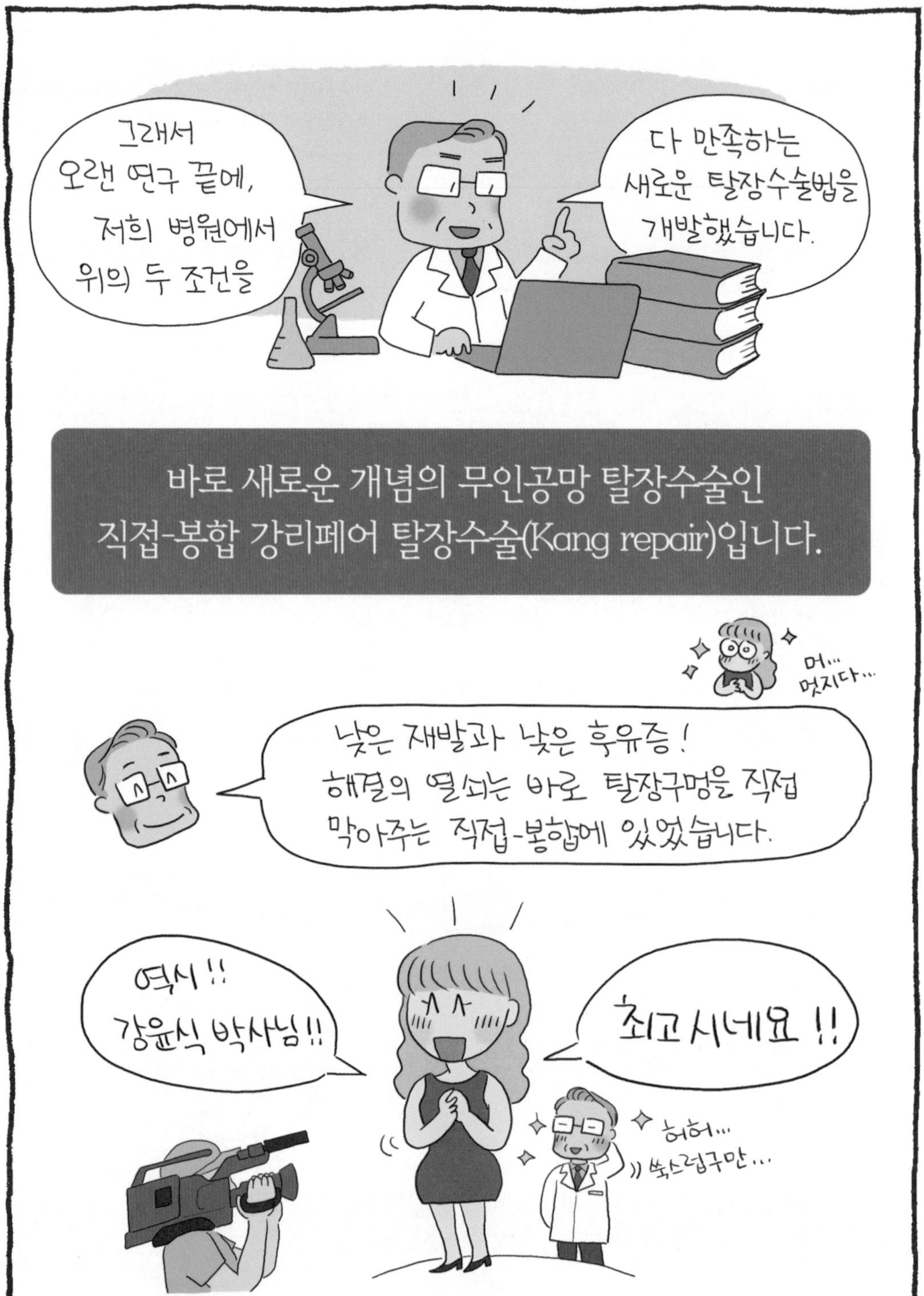
그래서 오랜 연구 끝에, 저희 병원에서 위의 두 조건을
다 만족하는 새로운 탈장수술법을 개발했습니다.
바로 새로운 개념의 무인공망 탈장수술인
직접-봉합 강리페어 탈장수술(Kang repair)입니다.
머... 멋지다...
낮은 재발과 낮은 후유증! 해결의 열쇠는 바로 탈장구멍을 직접 막아주는 직접-봉합에 있었습니다.
역시!! 강윤식 박사님!!
최고시네요!!
허허... 쑥스럽구만...

Dr.Kang's tip : 과거에는 어떻게 수술했나요?

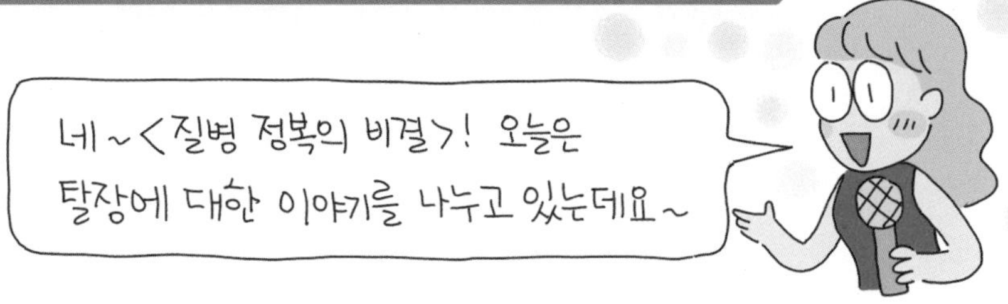
네~<질병 정복의 비결>! 오늘은
탈장에 대한 이야기를 나누고 있는데요~

원장님, 예전에는 어떤 방법으로 서혜부 탈장수술을 했나요?

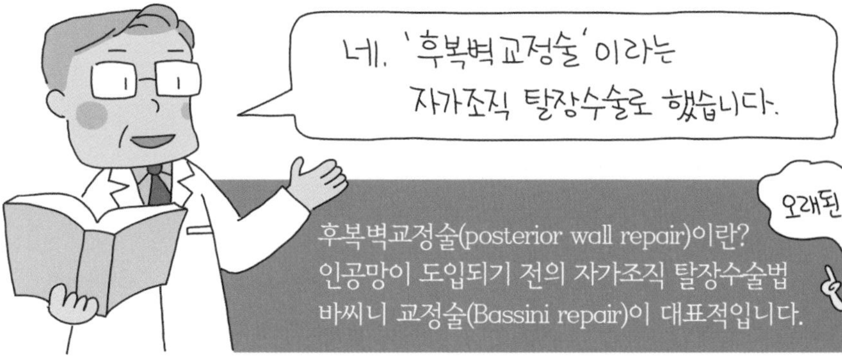
네. '후복벽교정술'이라는
자가조직 탈장수술로 했습니다.

후복벽교정술(posterior wall repair)이란?
인공망이 도입되기 전의 자가조직 탈장수술법
바씨니 교정술(Bassini repair)이 대표적입니다.

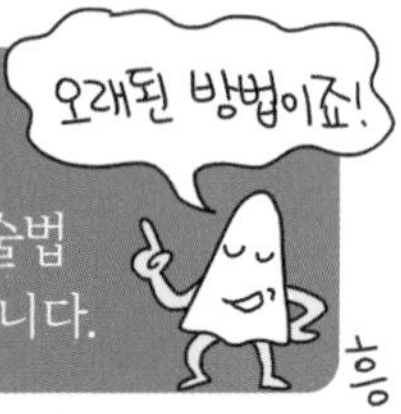
오래된 방법이죠!
흥

20~30년전까지만 해도 전세계적으로 가장 많이 시행되던 서혜부탈장 수술법입니다.

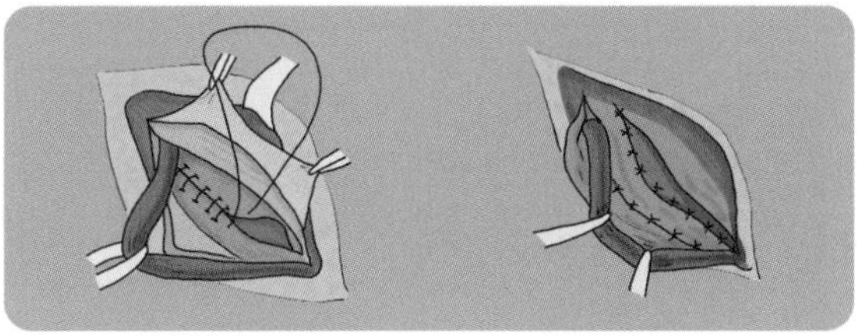

숄다이스 수술법 / 드사르다 수술법

숄다이스(Shouldice) 수술법이나 드사르다(Desarda) 수술법 등의 자가조직 탈장수술을 지금도 시행하는 일부 병원이 있지만, 대세는 아닙니다.

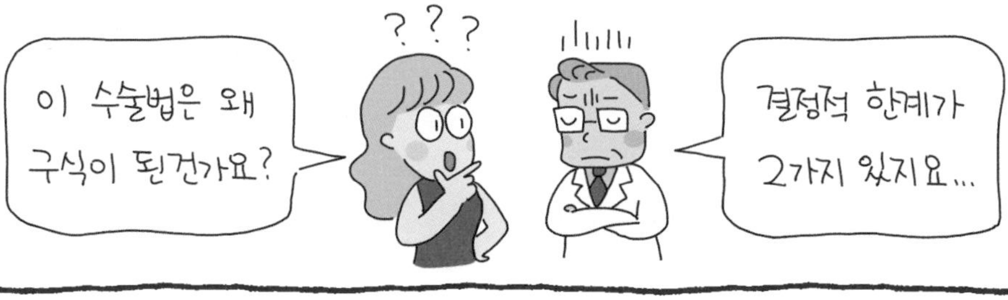
이 수술법은 왜
구식이 된건가요?
???
결정적 한계가
2가지 있지요...

함께 알아볼까요? 후복벽교정술의 문제점!

1. 탈장 구멍을 직접 막지 않는 간접적 수술이에요.

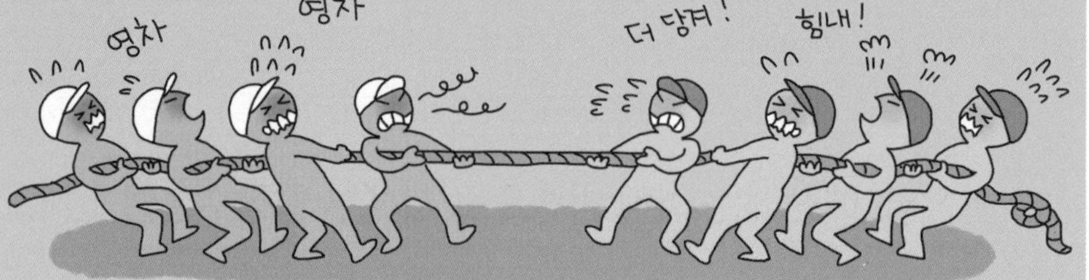

영차
영차
더 당겨!
힘내!

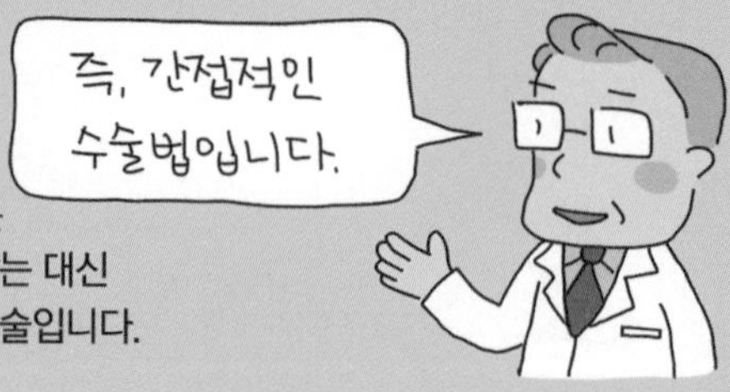

즉, 간접적인 수술법입니다.

자가조직 탈장수술인 후복벽교정술은
장이 빠져나오는 탈장 구멍을 직접 막는 대신
주변 근육을 강제로 당겨 막아주는 수술입니다.

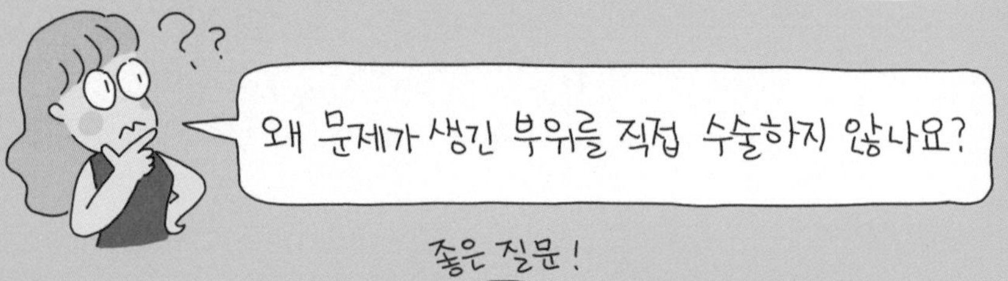

??
왜 문제가 생긴 부위를 직접 수술하지 않나요?

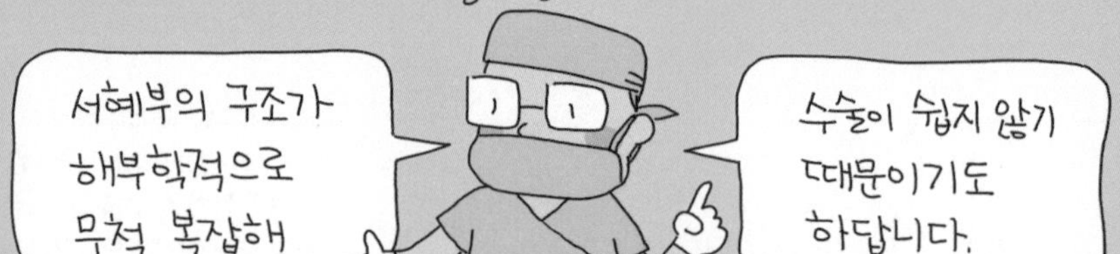

좋은 질문!
서혜부의 구조가 해부학적으로 무척 복잡해
수술이 쉽지 않기 때문이기도 하답니다.

직접서혜부탈장은 뚫린 근육이 매우 약해,
구멍대신 다른 층의 근육과 인대를 당겨서 꿰맵니다.
간접서혜부탈장은 다음 페이지에서처럼 탈장구멍의 위치와 전혀 다른 부위를
주로 수술하는 방식이니 결국 탈장구멍을 막지 않기는 마찬가지입니다.

2. 탈장의 차이를 무시하고 한 가지 방법으로만 수술했어요.

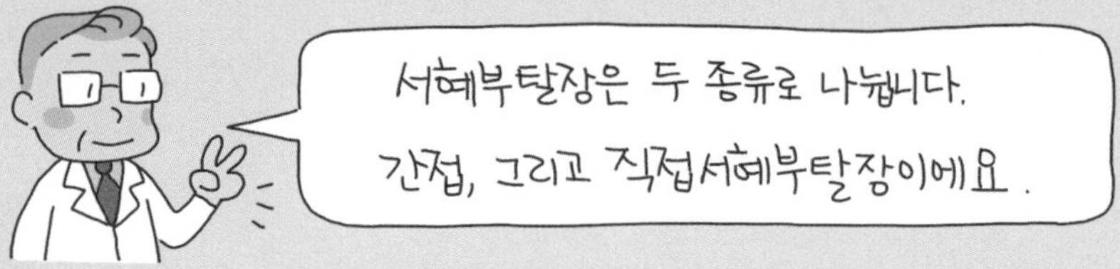
서혜부탈장은 두 종류로 나뉩니다.
간접, 그리고 직접서혜부탈장이에요.

사실, 자가조직 탈장수술은
직접서혜부탈장이 생기는 자리인
헤셀바하 삼각지(Hesselbach triangle)라는
부위를 보강해주는 수술입니다.

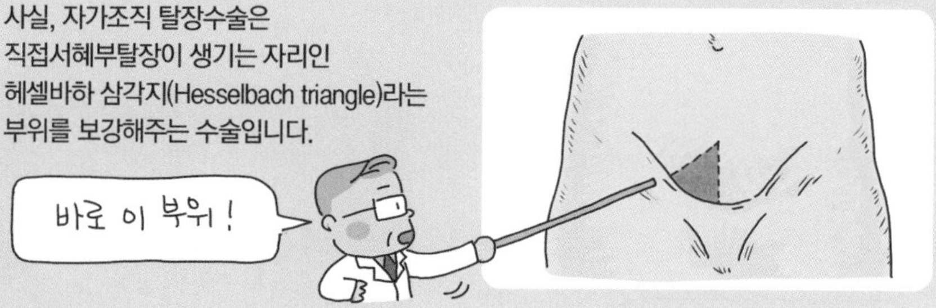
바로 이 부위!

그런데, 그보다 윗쪽에 생기는 간접서혜부탈장에도 똑같은 수술을 사용한 것이죠.

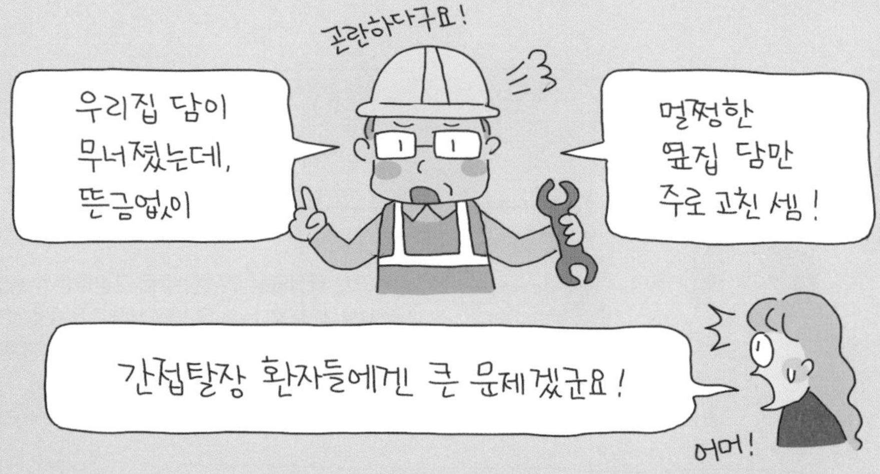
곤란하다구요!
우리집 담이 무너졌는데, 뜬금없이
멀쩡한 옆집 담만 주로 고친 셈!
간접탈장 환자들에겐 큰 문제겠군요!
어머!

게다가 간접탈장의 비율이 전체 서혜부탈장의 70%를 차지하니 더욱 심각합니다.

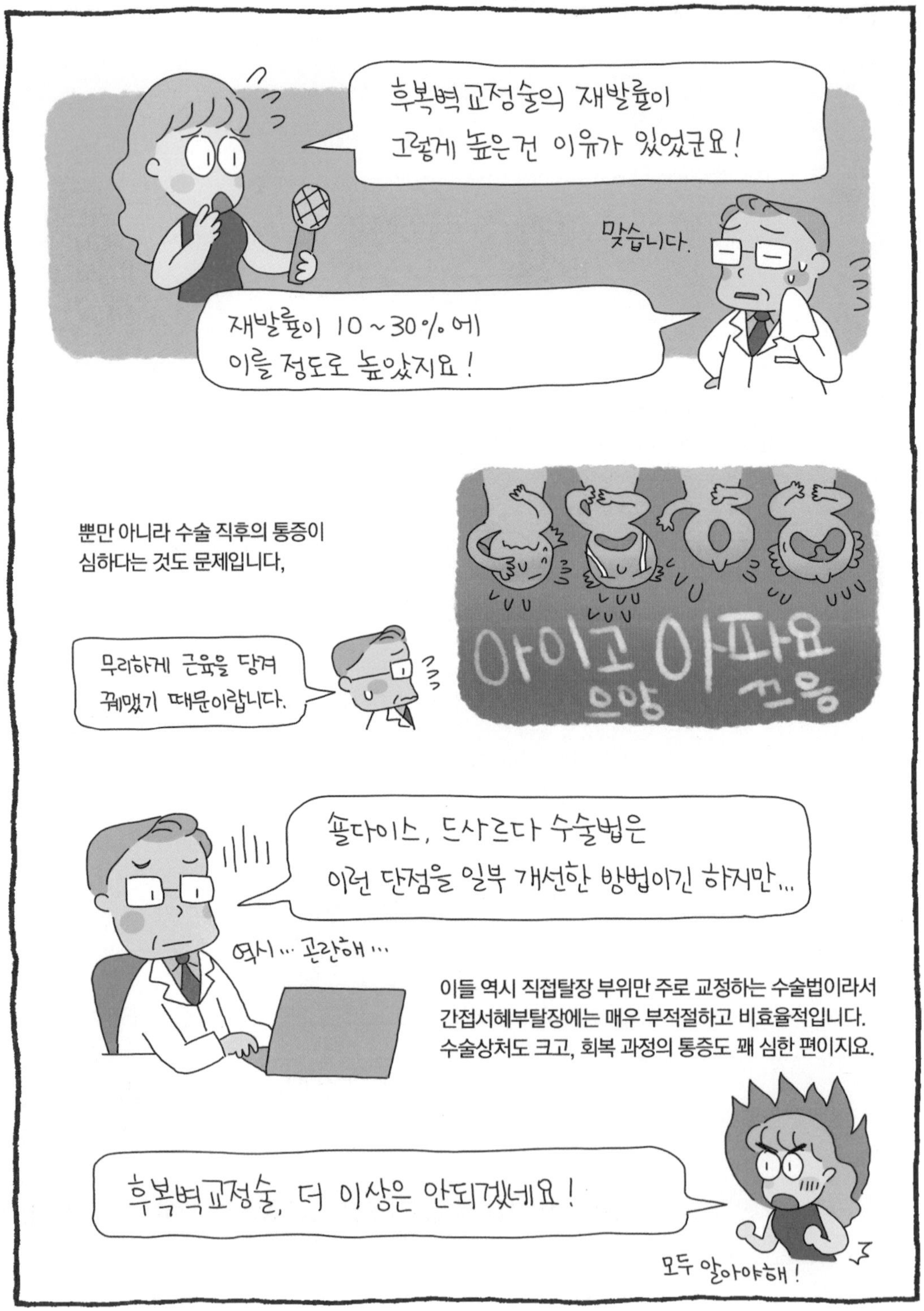
후복벽교정술의 재발률이 그렇게 높은건 이유가 있었군요!
맞습니다.
재발률이 10~30%에 이를 정도로 높았지요!
뿐만 아니라 수술 직후의 통증이 심하다는 것도 문제입니다,
무리하게 근육을 당겨 꿰맸기 때문이랍니다.
아이고 아파요
으앙 끄응
솔다이스, 드샤르다 수술법은 이런 단점을 일부 개선한 방법이긴 하지만...
역시... 곤란해...
이들 역시 직접탈장 부위만 주로 교정하는 수술법이라서 간접서혜부탈장에는 매우 부적절하고 비효율적입니다. 수술상처도 크고, 회복 과정의 통증도 꽤 심한 편이지요.
후복벽교정술, 더 이상은 안되겠네요!
모두 알아야해!

Dr.Kang's tip : 현재 많이 시행되는 인공망 서혜부 탈장수술

그래서 오늘날의 서혜부 탈장수술은 대부분 인공망을 사용해 이루어집니다. 그 이유에 대해 함께 알아볼까요?

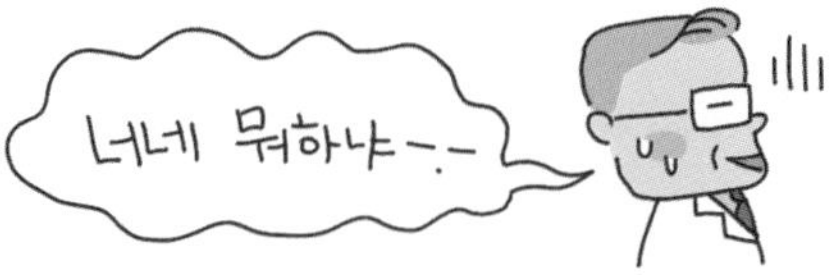
너네 뭐하냐 -.-

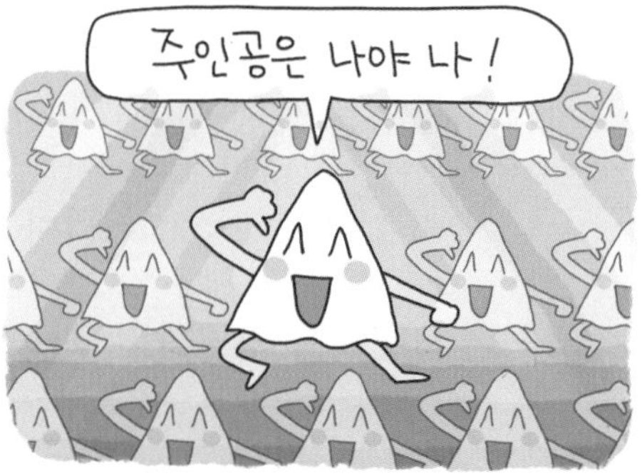
주인공은 나야 나!

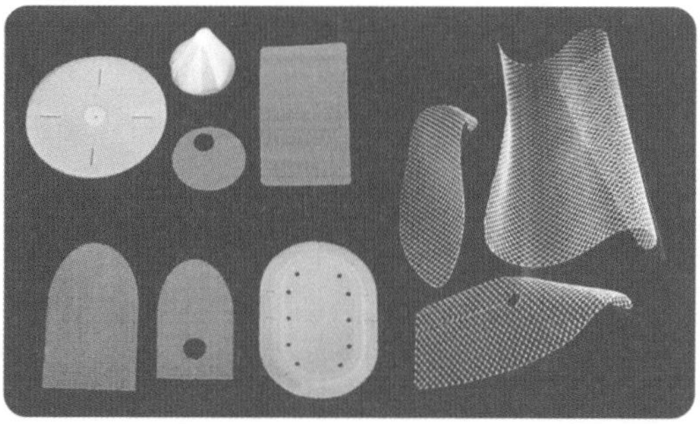

인공망은 화학섬유로 만든 그물망(mesh)입니다. 이 망을 사용해서 시행하는 탈장수술을 인공망 탈장수술이라고 합니다.

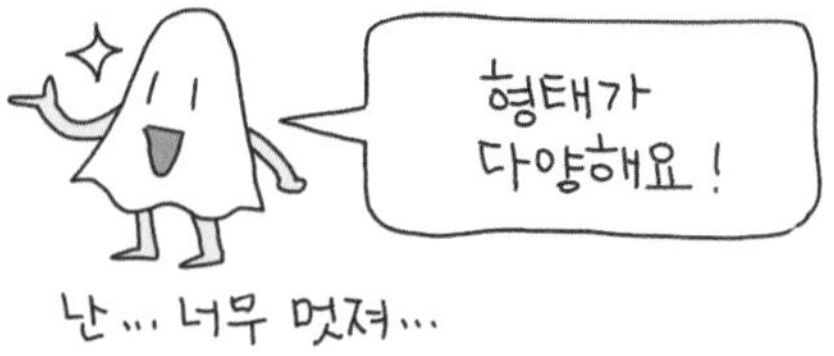
형태가 다양해요!
난... 너무 멋져...

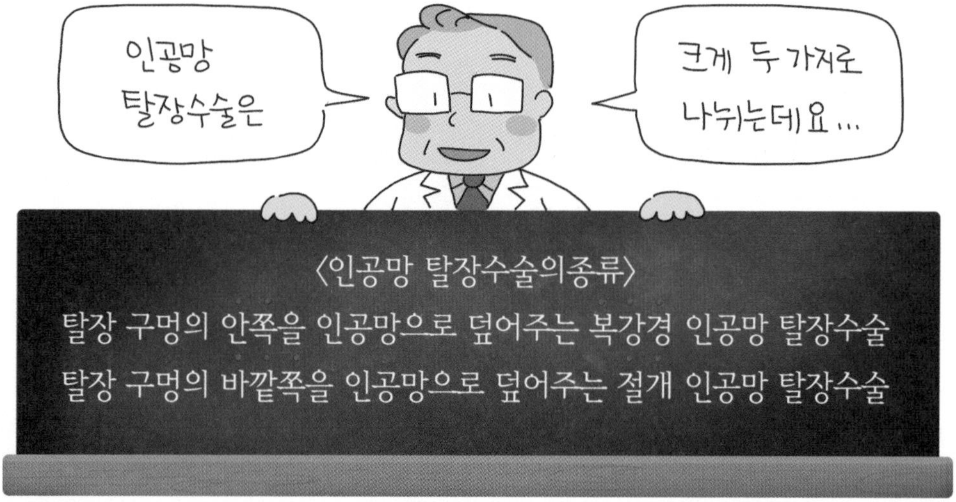
인공망 탈장수술은
크게 두 가지로 나뉘는데요...
〈인공망 탈장수술의종류〉
탈장 구멍의 안쪽을 인공망으로 덮어주는 복강경 인공망 탈장수술
탈장 구멍의 바깥쪽을 인공망으로 덮어주는 절개 인공망 탈장수술

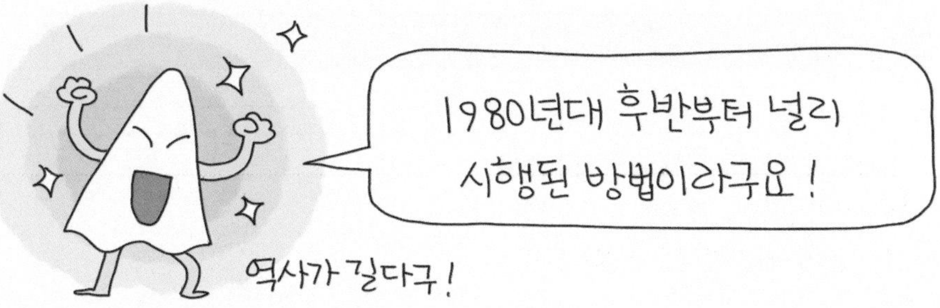
1980년대 후반부터 널리
시행된 방법이라구요!
역사가 길다구!

지금은 국내외를 막론하고, 가장 많이 시행되는 서혜부탈장수술법입니다.

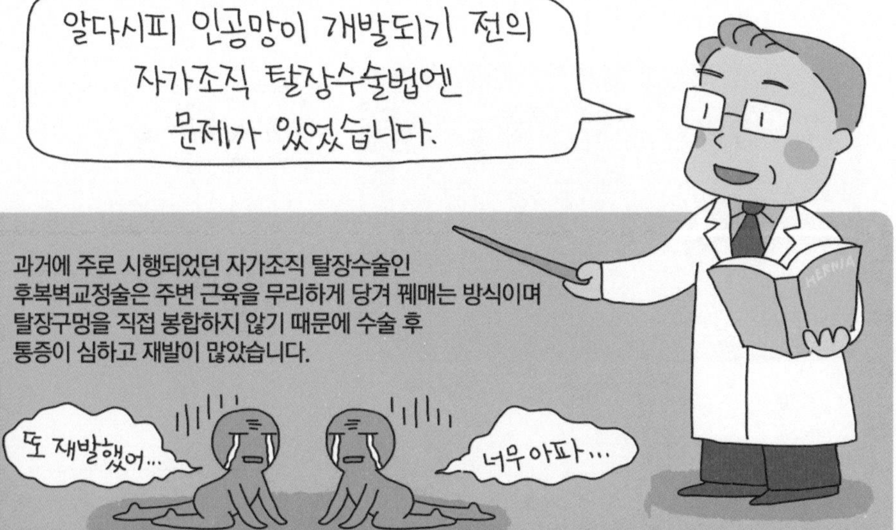
알다시피 인공망이 개발되기 전의
자가조직 탈장수술법엔
문제가 있었었습니다.
HERNIA
또 재발했어...
너무 아파...

과거에 주로 시행되었던 자가조직 탈장수술인
후복벽교정술은 주변 근육을 무리하게 당겨 꿰매는 방식이며
탈장구멍을 직접 봉합하지 않기 때문에 수술 후
통증이 심하고 재발이 많았습니다.

인공망으로 덮어 보강해주는 인공망 탈장수술은
통증이 비교적 적고, 질긴 인공망을 사용하니 재발이 적을 것이라는 기대가 있습니다.

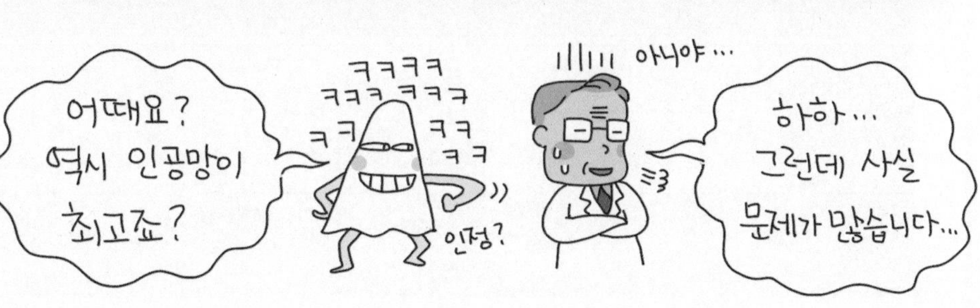
어때요?
역시 인공망이
최고죠?
ㅋㅋㅋㅋ
ㅋㅋㅋ ㅋㅋㅋ
ㅋㅋ ㅋㅋ
ㅋㅋ
인정?
아니야...
하하...
그런데 사실
문제가 많습니다...

Dr.Kang's tip : 인공망의 문제에 대해 알아봐요

1980년대, 새로운 탈장수술의
총아로 떠오른 인공망~

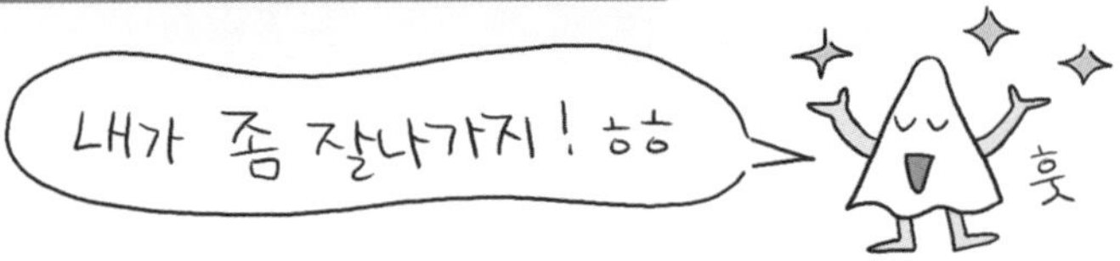
내가 좀 잘나가지! ㅎㅎ
훗

이후 인공망 탈장수술은 지금까지도 널리 행해지고 있지요!

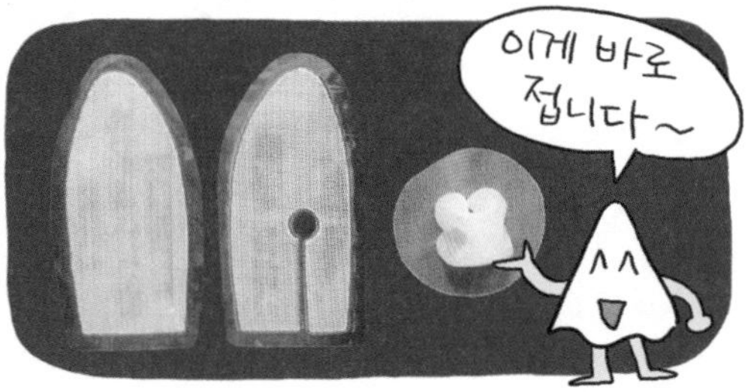
이게 바로 접니다~

polypropylene이라는 화학 합성섬유를 그물망 형태로 짜 여러 모양으로 만들었죠. 전 세계적으로 인공망을 이용한 수술이 널리 행해지고 있다구요. 으쓱으쓱~

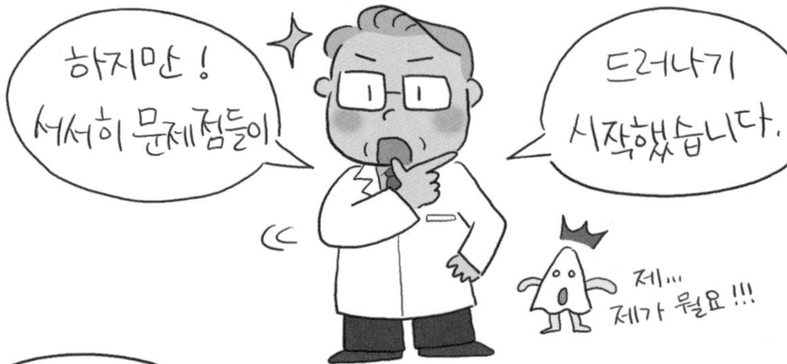
하지만! 서서히 문제점들이
드러나기 시작했습니다.
제... 제가 뭘요!!!

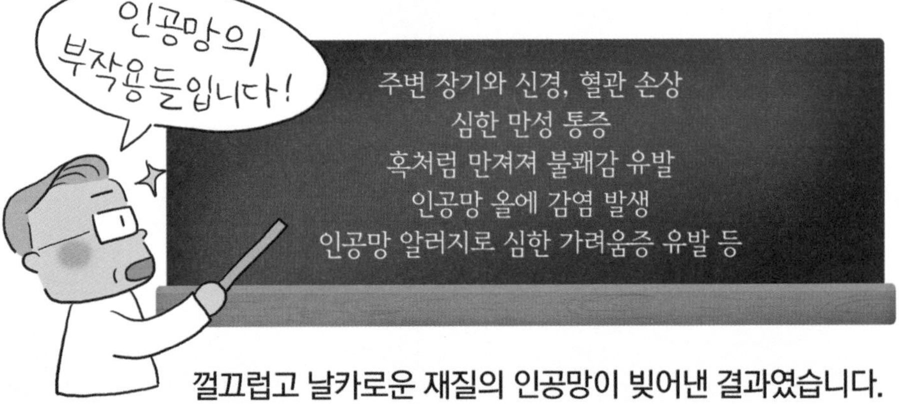
인공망의 부작용들입니다!
주변 장기와 신경, 혈관 손상
심한 만성 통증
혹처럼 만져져 불쾌감 유발
인공망 올에 감염 발생
인공망 알러지로 심한 가려움증 유발 등

껄끄럽고 날카로운 재질의 인공망이 빚어낸 결과였습니다.

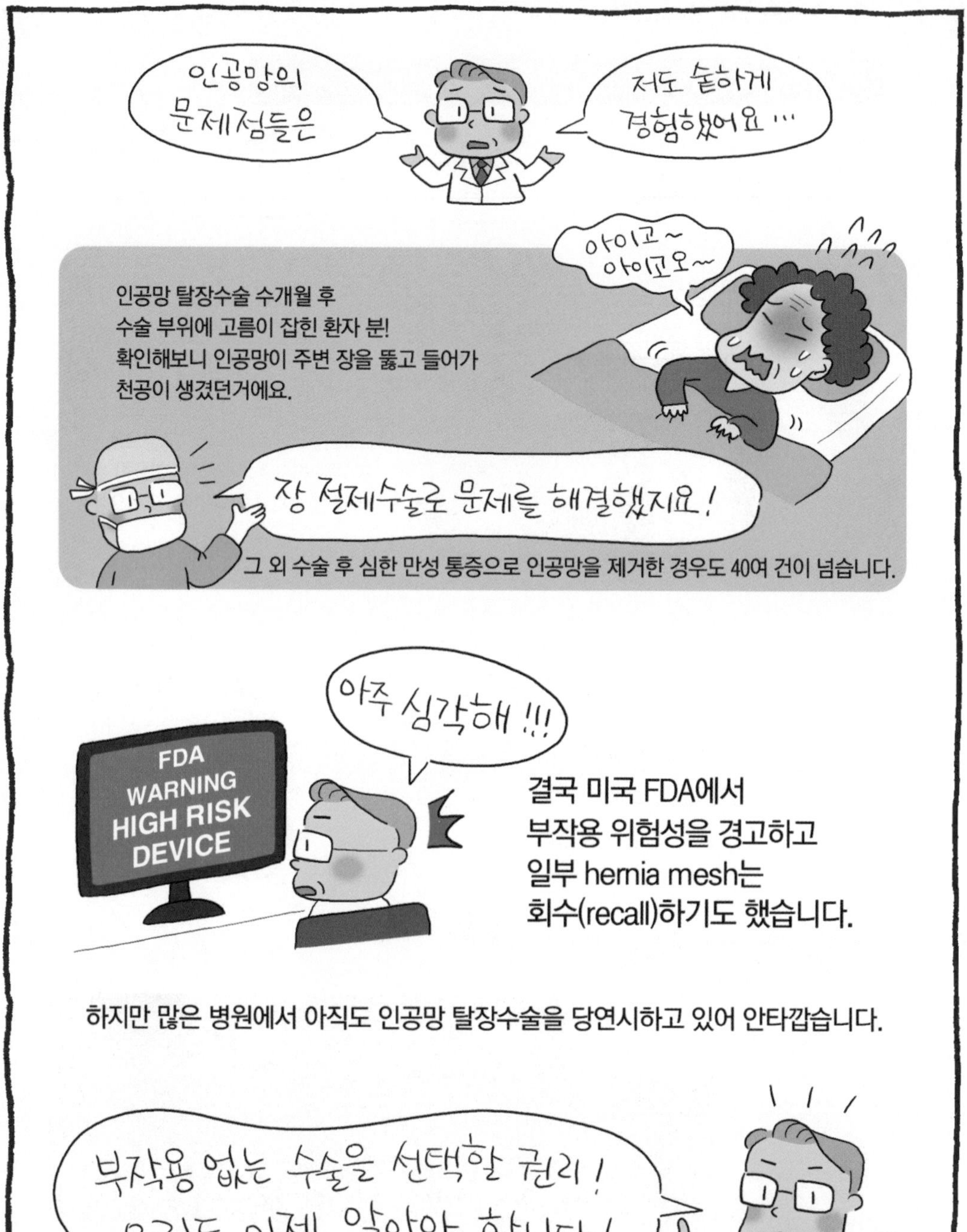
인공망의 문제점들은
저도 숱하게 경험했어요 …
아이고~ 아이고오~
인공망 탈장수술 수개월 후 수술 부위에 고름이 잡힌 환자 분! 확인해보니 인공망이 주변 장을 뚫고 들어가 천공이 생겼던거에요.
장 절제수술로 문제를 해결했지요!
그 외 수술 후 심한 만성 통증으로 인공망을 제거한 경우도 40여 건이 넘습니다.
아주 심각해 !!!
FDA WARNING HIGH RISK DEVICE
결국 미국 FDA에서 부작용 위험성을 경고하고 일부 hernia mesh는 회수(recall)하기도 했습니다.
하지만 많은 병원에서 아직도 인공망 탈장수술을 당연시하고 있어 안타깝습니다.
부작용 없는 수술을 선택할 권리! 우리도 이제 알아야 합니다!

Dr.Kang's tip : 인공망 탈장수술은 재발이 적을까요?

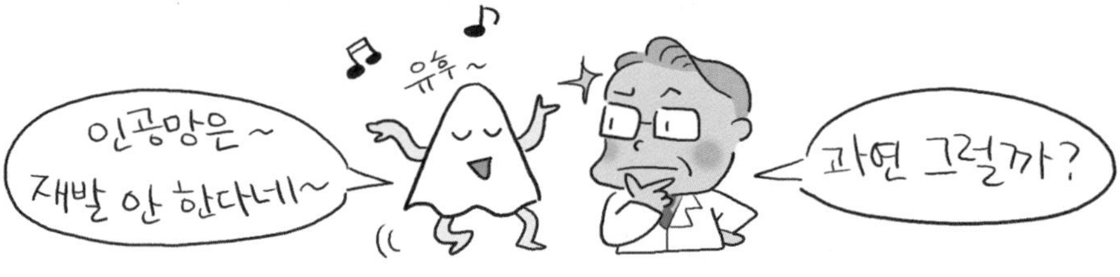

유후~
인공망은~ 재발 안 한다네~
과연 그럴까?

재발을 줄이기 위해 하는
인공망 탈장수술~

하지만!! 쿠궁

인공망 탈장수술 후에도 재발하는 경우는 약 2~5%가 됩니다. 최근엔 10%가 넘는다는 연구결과도 나오고 있고요.

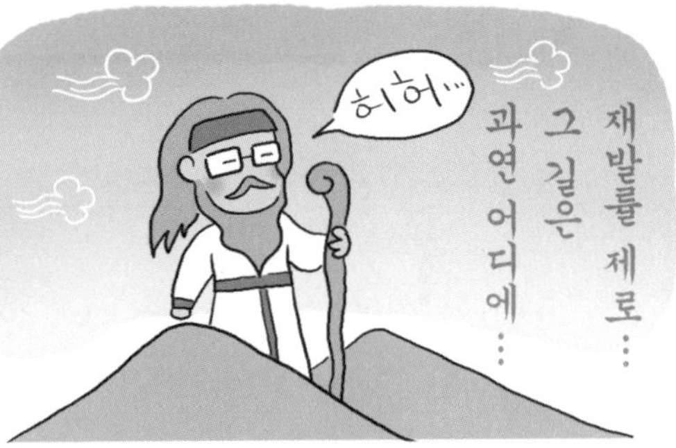

허허…
재발률 제로…
그 길은
과연 어디에…

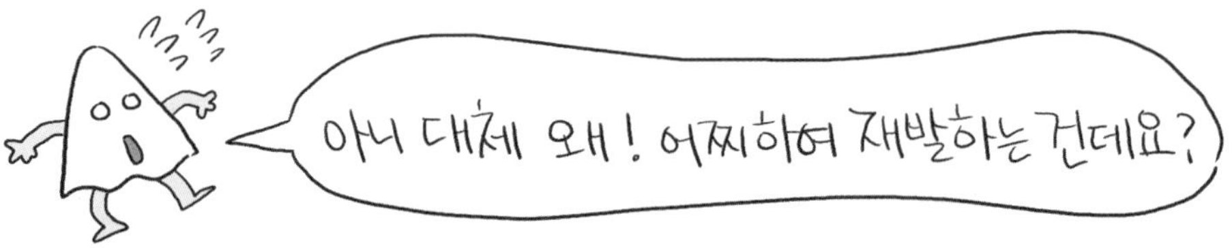

그그그
아니 대체 왜! 어찌하여 재발하는 건데요?

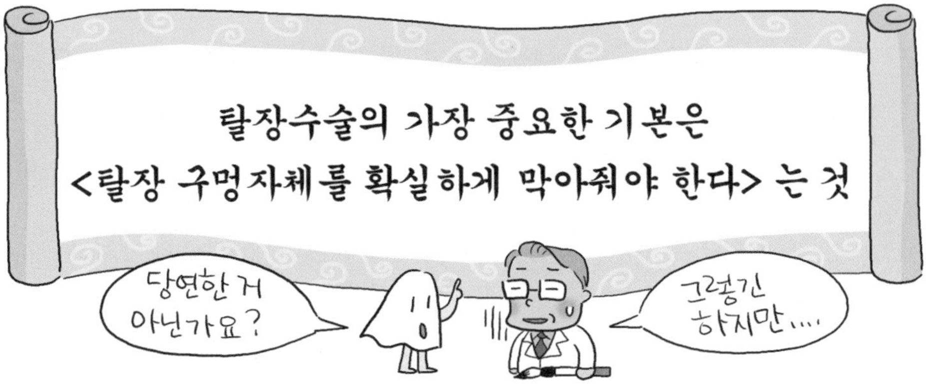

탈장수술의 가장 중요한 기본은
<탈장 구멍자체를 확실하게 막아줘야 한다> 는 것
당연한 거 아닌가요?
그렇긴 하지만….

실제로 이 기본이 잘 지켜지지 못하는 게 현실이에요.

튼튼한 인공망을 사용하는데도 인공망 서혜부 탈장수술 후 왜 재발할까요?

탈장구멍을 그대로 둔 채 인공망으로만 넓게 덧대주기 때문이지요.

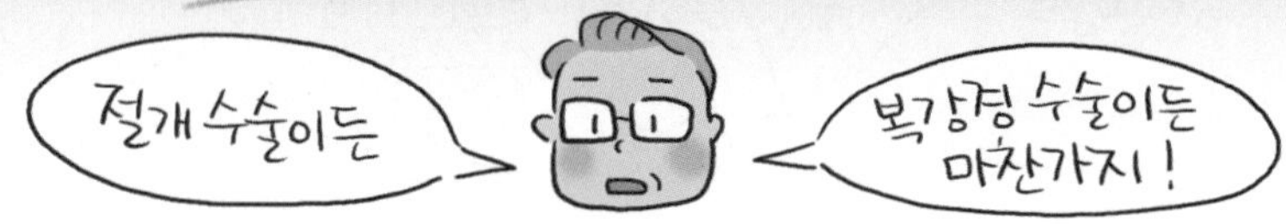

절개 수술이든
복강경 수술이든 마찬가지!

즉 탈장구멍을 정확히 막아주지 않으니 재발될 수 있는 것이랍니다.

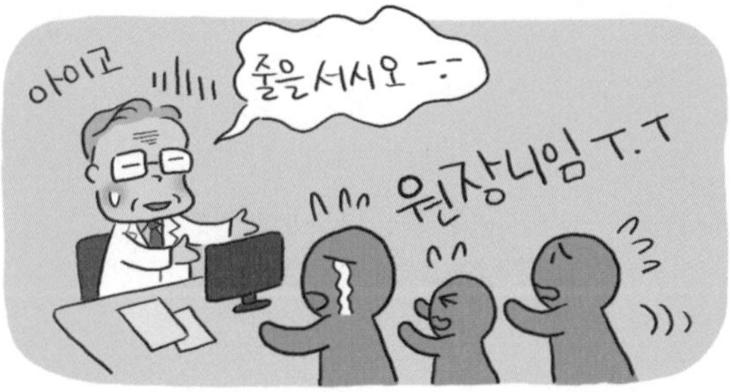

아이고
줄을 서시오 -.-
원장님 T.T

아아…그날이 떠오른다…-.-
인공망 탈장수술을 받으시고
재발되어 찾아오신 두 명의 환자 분과
20년 전 받은 자가조직 탈장수술 후
재발해서 찾아오신 환자 분까지…
이분들의 공통점은 탈장구멍을 직접
막지 않았다는 것이지요.
하루 세 건의 재수술이라니, 그만큼
탈장의 재발률이 높다는 얘기겠죠?

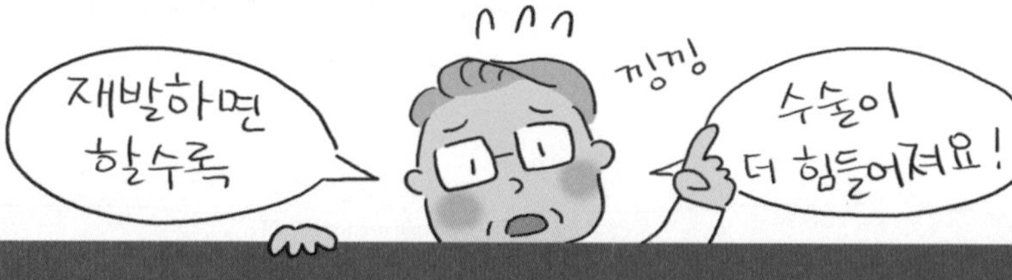

재발하면 할수록
찡찡
수술이 더 힘들어져요!

인공망이 주변 조직과 심한 유착을 일으켜 재수술 후 또 재발할 확률이 높고 재수술 과정에서 주변 조직이 손상을 입을 가능성도 높아집니다

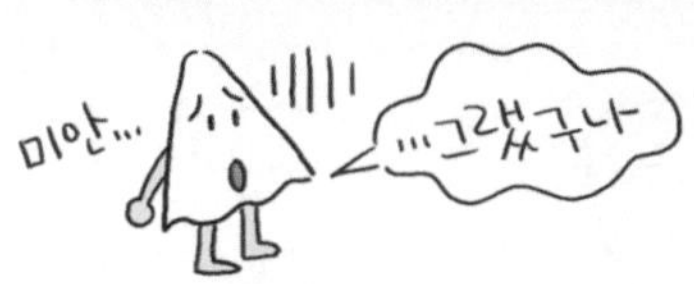

미안…
…그랬구나

재발률을 낮추기 위해 인공망을 쓰지만 여전히 재발이 있고,
일단 재발하면 문제가 커진다는 사실. 꼭 아셔야 합니다.

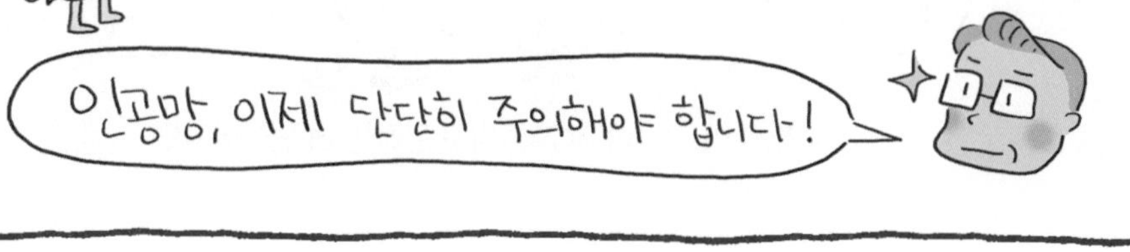

인공망, 이제 단단히 주의해야 합니다!

Dr.Kang's tip : 무인공망 직접-봉합 강리페어 탈장수술을 소개합니다

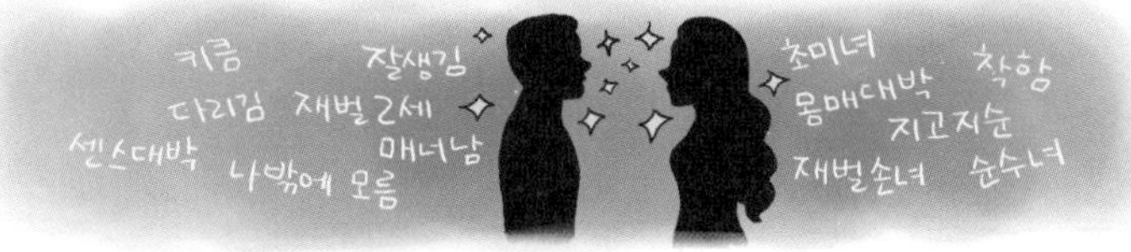
키큼
잘생김
다리김
재벌2세
매너남
센스대박
나밖에 모름
초미녀
착함
몸매대박
지고지순
재벌손녀
순수녀

으이구~ 저런 사람이 어딨어요~
ㅋㅋㅋ
저런 탈장 수술법은 있습니다!

인공망을 쓰지 않으면서도 제일 튼튼한, 그리고 매우 간단한 수술!

바로 직접-봉합 강리페어 탈장수술이죠!

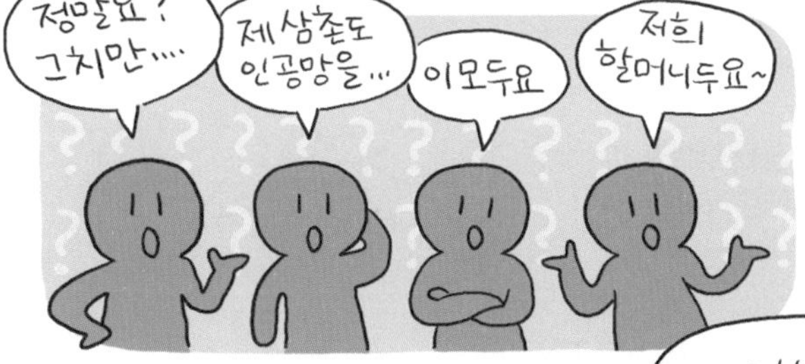
정말요? 그치만....
제 삼촌도 인공망을...
이모두요
저희 할머니두요~

하지만요 원장님~ 제 주변 사람들은 다들 인공망 탈장수술을 하셨는걸요~ 역시 큼직한 인공망으로 막아줘야 좋은 것 아니에요???

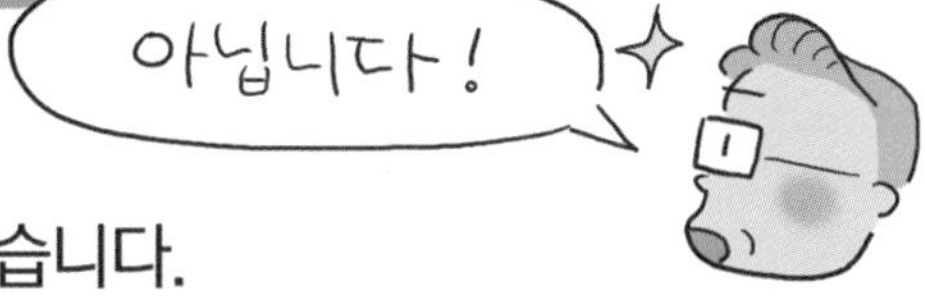
아닙니다!

인공망 수술, 튼튼할 것 같아도 재발률이 2~5%나 되는 이유가 있습니다.

인공망 수술은 탈장구멍을 그대로 방치한 채 인공망으로 덮어주는 수술이기 때문입니다. 댐 일부가 무너진 상황에 구멍을 메우지 않고 질긴 비닐포를 덮는 것과 다르지 않죠.

참고로 후복벽교정술도 탈장구멍을 그대로 방치한 채 인공망 대신 주변 근육을 당겨 봉합하는 옛날 방식이라 통증이 심하고 재발도 아주 많았고요!

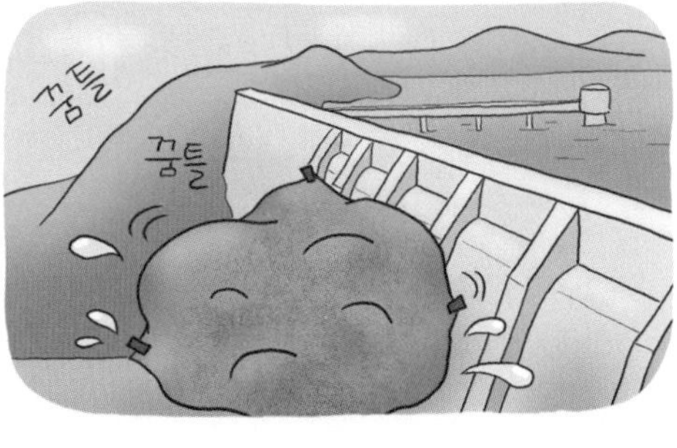
꿈틀
꿈틀

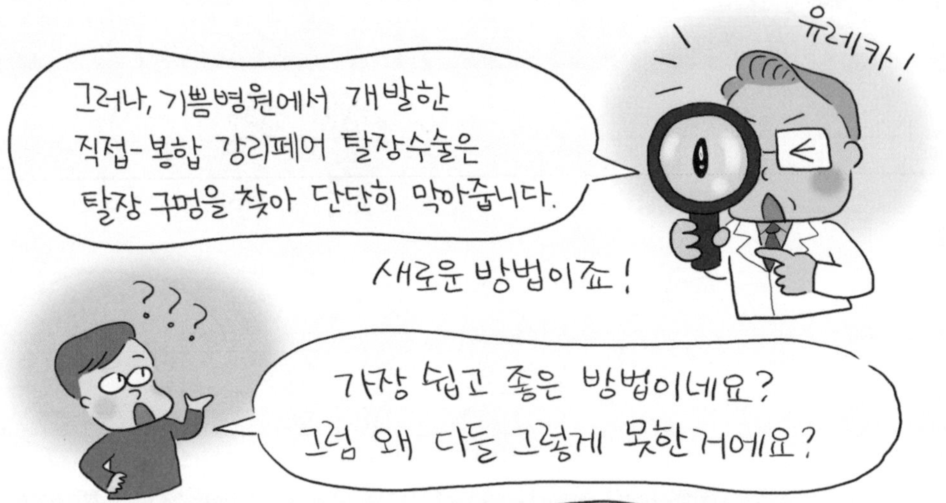
그러나, 기쁨병원에서 개발한
직접-봉합 강리페어 탈장수술은
탈장 구멍을 찾아 단단히 막아줍니다.
유레카!
새로운 방법이죠!
???
가장 쉽고 좋은 방법이네요?
그럼 왜 다들 그렇게 못한거에요?

마치 콜럼버스의 달걀 같은 거랄까요?
누군가 하고 나니 쉬워 보이지만
실은 많은 경험과 연구의 결과입니다.

서혜부는 해부학적 구조가 무척 복잡한 부위라
정확한 이해가 쉽지 않았기 때문이지요.

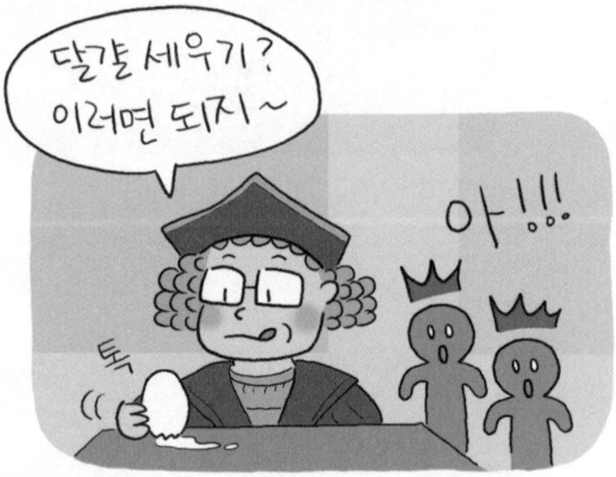
달걀 세우기?
이러면 되지~
아!!!
톡

알아볼까요?
새로운 무인공망수술인 직접-봉합 강윤식 탈장수술의 장점!

1. 재발이 거의 없습니다.

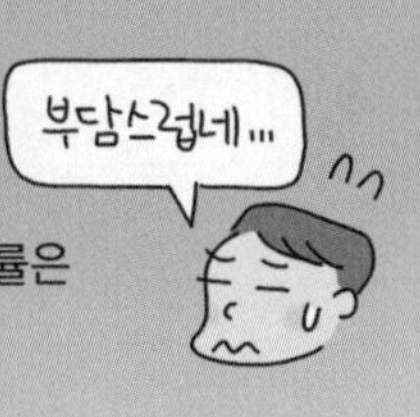
부담스럽네...

현재 가장 널리 시행되는
인공망 탈장수술의 재발률은
최소2~5%에 달합니다.

그러나 강윤식 탈장수술법의 재발률은
현재까지 0.5%에 불과합니다.

2. 수술 직후 통증이 적고 회복이 매우 빠릅니다.

3CM 크기의 최소 범위로, 주변 손상을 최소화하며
탈장구멍만 찾아 막아줍니다. 통증이 아주 적어
당일 퇴원이 가능하고 회복도 매우 빠릅니다.

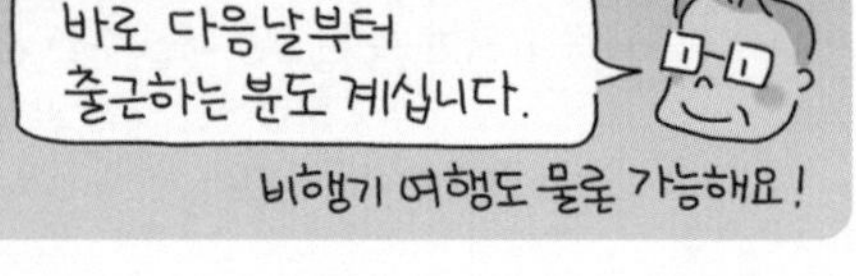
바로 다음날부터
출근하는 분도 계십니다.
비행기 여행도 물론 가능해요!

3. 후유증이 적습니다.

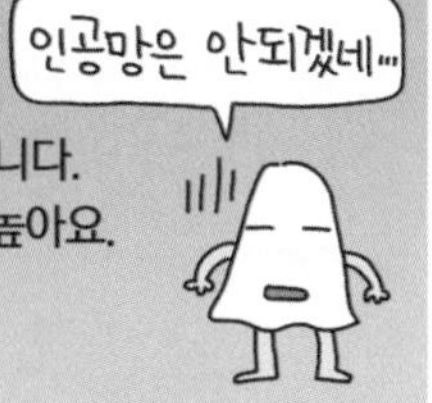
인공망은 안되겠네...

인공망 탈장수술은 인공망을 삽입할 공간을 만들기 위해 수술범위가 넓어집니다.
인공망을 고정하기 위해 철심을 박거나, 많은 봉합을 하니 후유증의 위험이 높아요.
이물질인 인공망이 주변 조직과 유착을 일으켜 문제가 커질 수 있고요.
강윤식 탈장수술은 인공망을 전혀 사용하지 않아 이런 문제가 없습니다.

4. 가장 안전한 국소마취로 수술합니다.

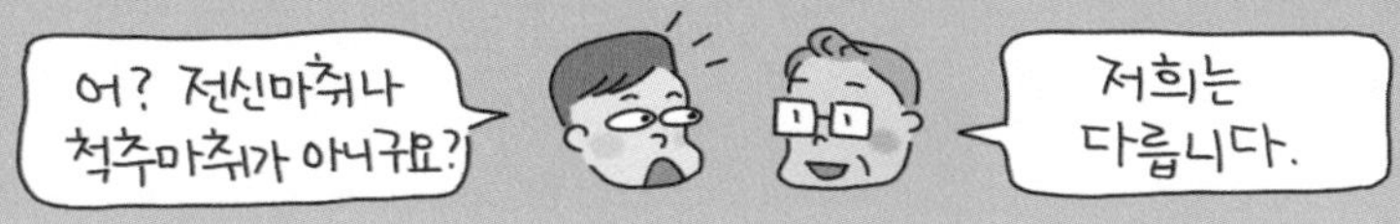
어? 전신마취나 척추마취가 아니구요?
저희는 다릅니다.

전신마취, 척추마취는 환자의 체력과 나이 등에 따라 위험할 수 있습니다.
수술 중에도 혈압, 맥박수, 체온 등이 급격히 변할 수 있어 매우 조심스럽습니다.
강윤식 탈장수술은 가장 안전하고 간단한 마취법인 국소마취로 수술합니다.
그래서 103세 어르신도 안전하게 탈장수술을 받으셨지요.

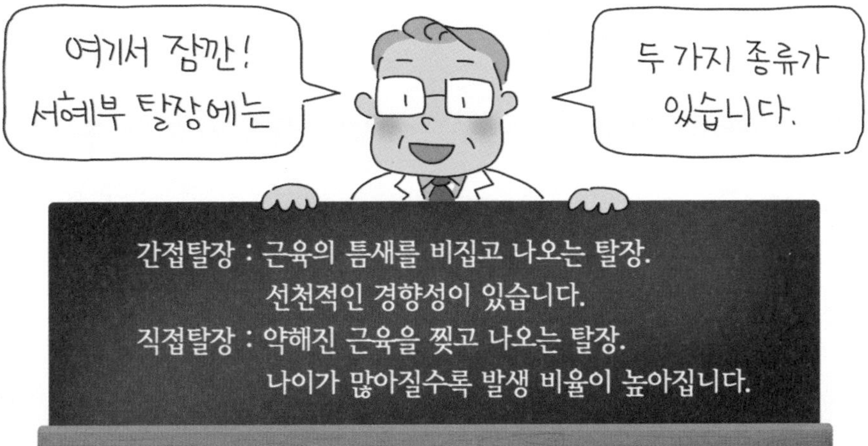
여기서 잠깐! 서혜부 탈장에는
두 가지 종류가 있습니다.
간접탈장 : 근육의 틈새를 비집고 나오는 탈장.
선천적인 경향성이 있습니다.
직접탈장 : 약해진 근육을 찢고 나오는 탈장.
나이가 많아질수록 발생 비율이 높아집니다.

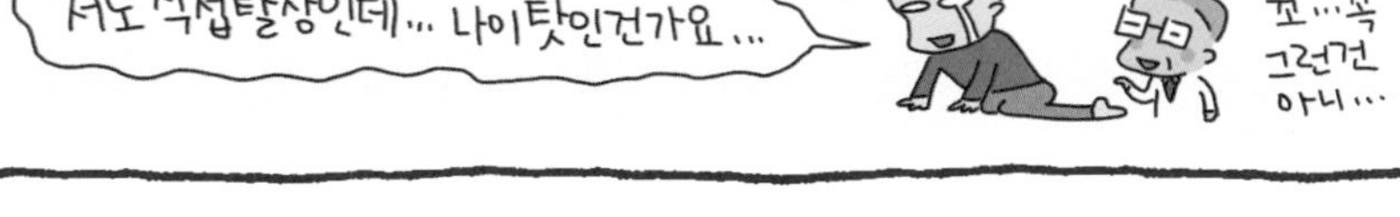
저도 직접탈장인데... 나이탓인건가요...
꼬...꼭 그런건 아니...

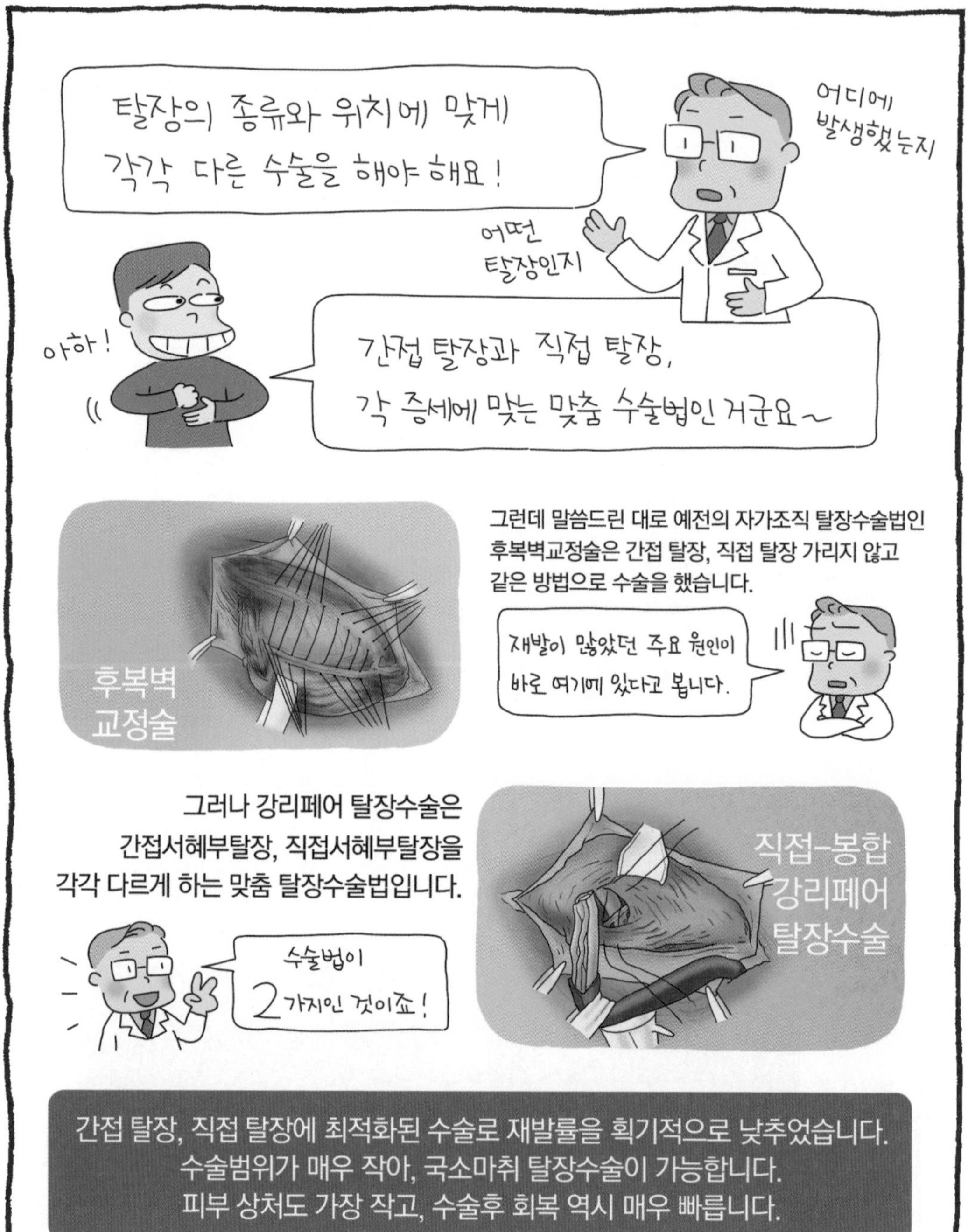
탈장의 종류와 위치에 맞게
각각 다른 수술을 해야 해요!
어디에 발생했는지
어떤 탈장인지
아하!
간접 탈장과 직접 탈장,
각 증세에 맞는 맞춤 수술법인 거군요~
후복벽 교정술
그런데 말씀드린 대로 예전의 자가조직 탈장수술법인
후복벽교정술은 간접 탈장, 직접 탈장 가리지 않고
같은 방법으로 수술을 했습니다.
재발이 많았던 주요 원인이 바로 여기에 있다고 봅니다.
그러나 강리페어 탈장수술은
간접서혜부탈장, 직접서혜부탈장을
각각 다르게 하는 맞춤 탈장수술법입니다.
직접-봉합 강리페어 탈장수술
수술법이 2가지인 것이죠!
간접 탈장, 직접 탈장에 최적화된 수술로 재발률을 획기적으로 낮추었습니다.
수술범위가 매우 작아, 국소마취 탈장수술이 가능합니다.
피부 상처도 가장 작고, 수술후 회복 역시 매우 빠릅니다.
장점이 월등히 많네요! 안심이에요!

Dr.Kang's tip : 국소마취로 가능한 강리페어 탈장수술

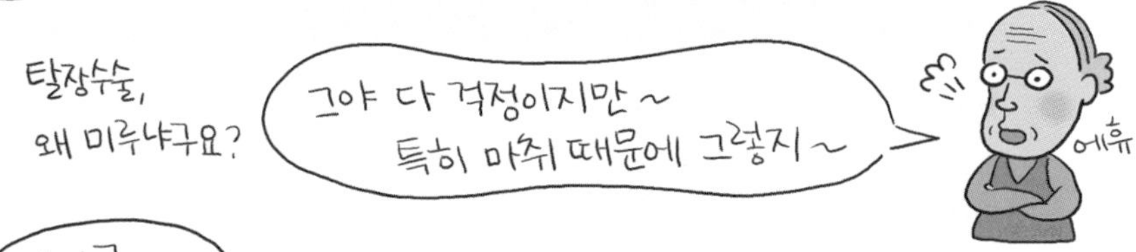
탈장수술,
왜 미루냐구요?
그야 다 걱정이지만~
특히 마취 때문에 그렇지~
에휴

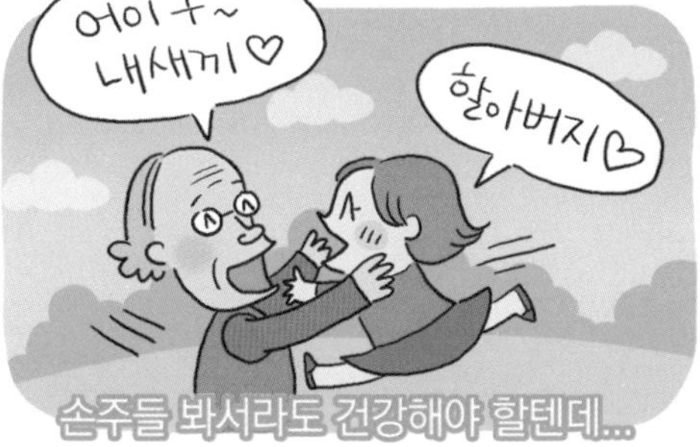
어이구~
내새끼♡
할아버지♡
손주들 봐서라도 건강해야 할텐데...

나이 들수록 점점 더 많이 생기는 탈장!
지병이 있는 경우는 물론, 병이 없더라도
고령 때문에 마취는 부담스럽기 마련입니다.

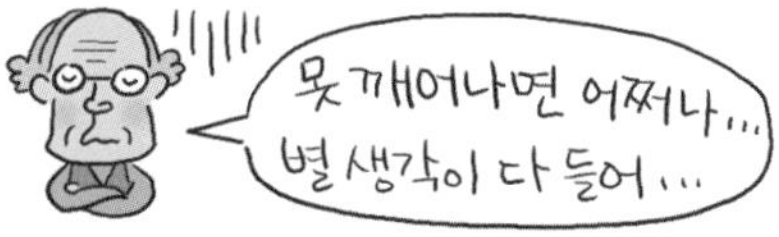
못 깨어나면 어쩌나...
별 생각이 다 들어...

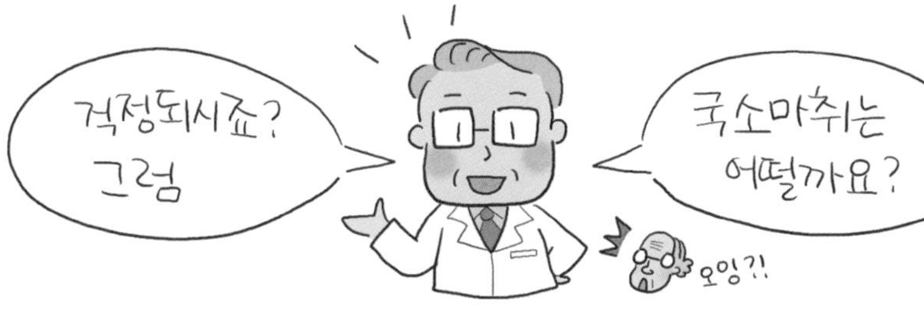
걱정되시죠?
그럼
국소마취는
어떨까요?
오잉?!

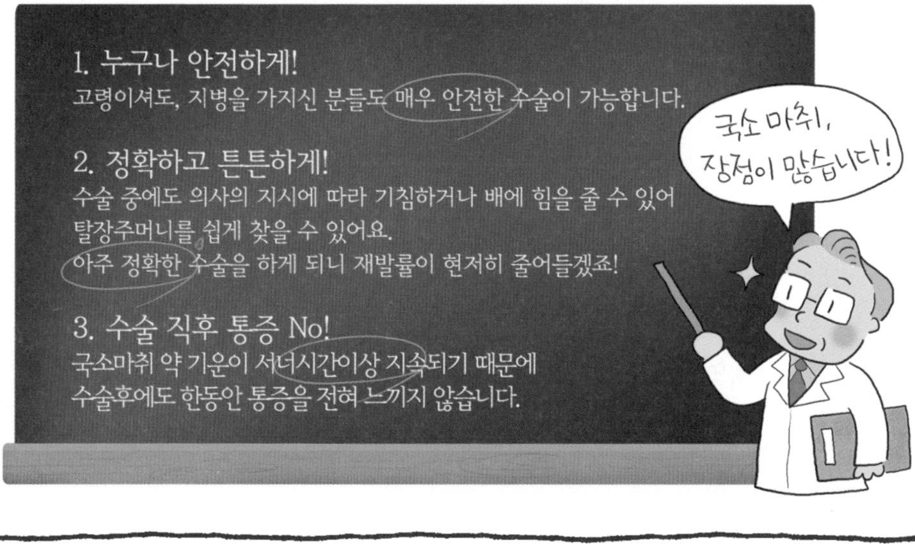
1. 누구나 안전하게!
고령이셔도, 지병을 가지신 분들도 매우 안전한 수술이 가능합니다.
2. 정확하고 튼튼하게!
수술 중에도 의사의 지시에 따라 기침하거나 배에 힘을 줄 수 있어
탈장주머니를 쉽게 찾을 수 있어요.
아주 정확한 수술을 하게 되니 재발률이 현저히 줄어들겠죠!
3. 수술 직후 통증 No!
국소마취 약 기운이 서너시간이상 지속되기 때문에
수술후에도 한동안 통증을 전혀 느끼지 않습니다.
국소 마취,
장점이 많습니다!

4. 자유로운 거동!

전신마취, 척추마취처럼 오랜 시간 안정이 필요한 마취법과 달리
수술이 끝나자마자 걸을 수 있습니다.
소변을 호스로 뺄 필요도 없습니다.

5. 수술 당일 퇴원!

수술 과정이 간단해지고 수술 직후 거동에 제한이 없어 당일 퇴원도 가능합니다.

6. 금식 No!

전신마취, 척추마취는 수술 전 8시간 이상 금식이 필요하죠.
당뇨가 있거나 고령인 환자 분께는 무리가 될 수 있는 부분입니다.
금식이나 약을 끊을 필요가 없는 국소마취, 정말 좋겠죠!

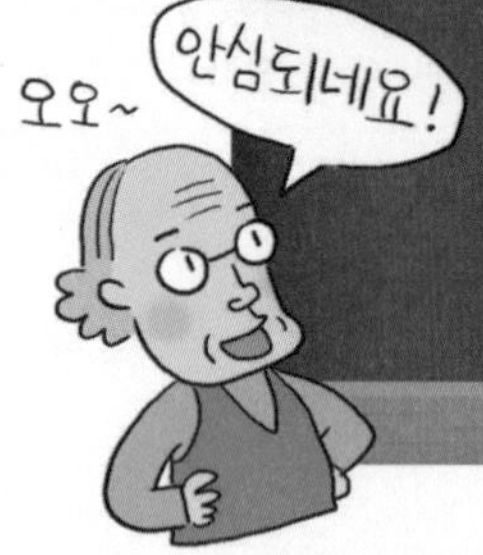
오오~
안심되네요!

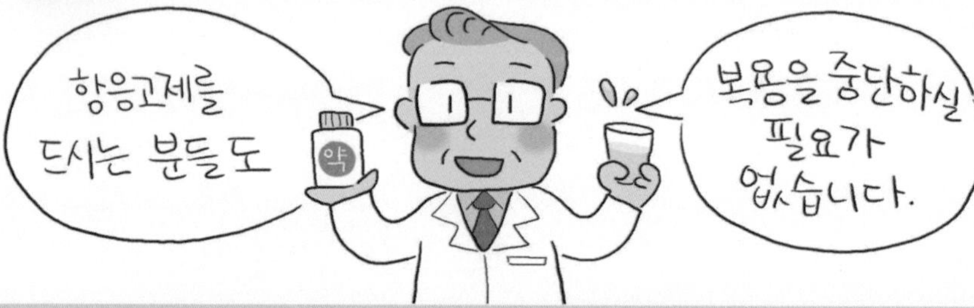
항응고제를 드시는 분들도
약
복용을 중단하실 필요가 없습니다.

수술 중, 혹은 수술 후 출혈의 위험성을 높일수 있는 항응고제와 아스피린은
전신마취, 척추마취를 하는 수술 전엔 며칠간 복용을 중단해야 하는 게 원칙이지만

국소마취로 하는 강리페어 탈장수술이라면
끊지 않아도 됩니다!

출혈이 매우 적고 수술이 간단하기 때문입니다.
복용중인 약을 중단하기 힘드신 분들과
급한 수술을 하실 분들께 희소식이죠!

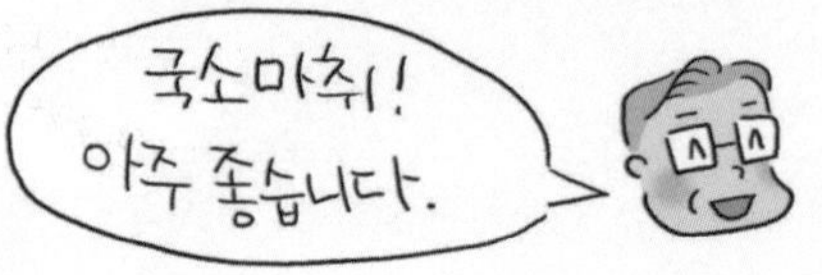
국소마취! 아주 좋습니다.

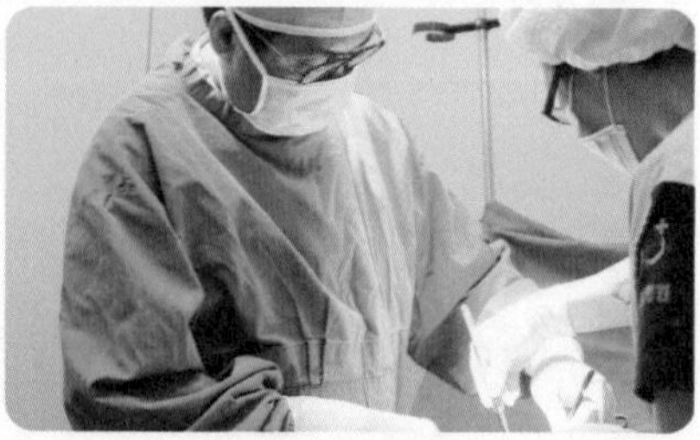

이 중에서도 특히 수술 중에 기침을 할 수 있다는게 큰 장점입니다.

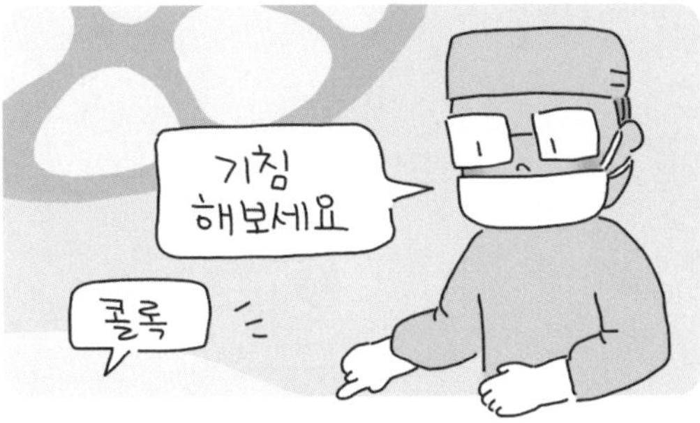

기침 해보세요
콜록

기침을 할 때마다 탈장 주머니가 볼록하게 불거져 나오기 때문에 환부를 빠르고 정확하게 찾을 수 있어 수술에 큰 도움이 되죠.

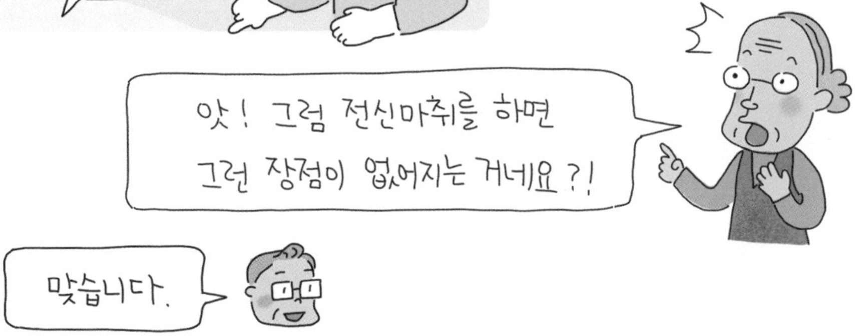

앗! 그럼 전신마취를 하면 그런 장점이 없어지는 거네요?!
맞습니다.

전신마취는 물론이고, 척추마취 역시 복근이 마비되기 때문에 기침할 수 없습니다. 정확한 부위를 찾지 못해서 애를 먹는 경우도 종종 있답니다. 재발한 탈장이 또다시 재발하는 원인일 수 있습니다.

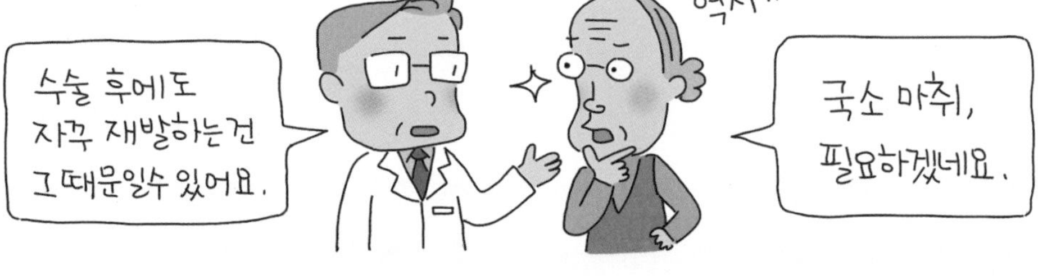

수술 후에도 자꾸 재발하는건 그 때문일수 있어요.
역시…
국소 마취, 필요하겠네요.

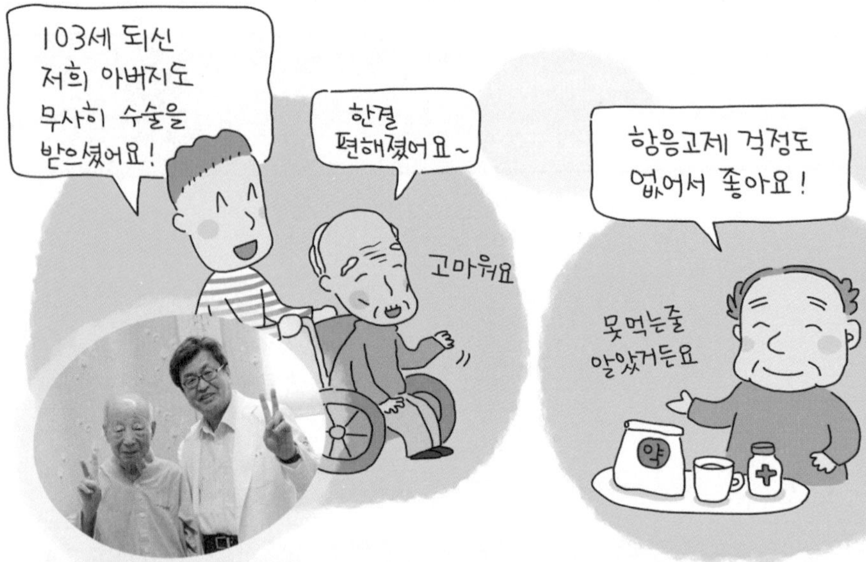
103세 되신 저희 아버지도 무사히 수술을 받으셨어요!
한결 편해졌어요~
고마워요
항응고제 걱정도 없어서 좋아요!
못먹는줄 알았거든요
약

〈103세 어르신과 강윤식원장〉

암 투병 중 탈장으로 고생하시던 고령의 환자분도 나이 체력 걱정 없이,
뇌경색으로 항응고제를 복용 중인 환자분도 지혈이 잘 안 되는 부작용 걱정 없이
정확하고 안전하게 수술받으실 수 있습니다.

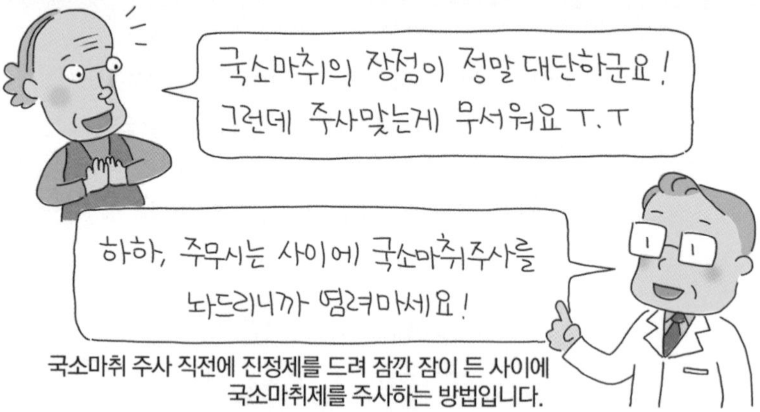
국소마취의 장점이 정말 대단하군요! 그런데 주사맞는게 무서워요 T.T
하하, 주무시는 사이에 국소마취주사를 놔드리니까 염려마세요!

국소마취 주사 직전에 진정제를 드려 잠깐 잠이 든 사이에
국소마취제를 주사하는 방법입니다.

무통증 수면 국소마취로 하는 강리페어 탈장수술로
탈장의 고통에서 빠르고 안전하게 벗어나세요!

Dr.Kang's tip : 무인공망 강리페어 탈장수술의 실제

수술이란 두 글자~
우와, 세상에서 제일 부담스러워요!

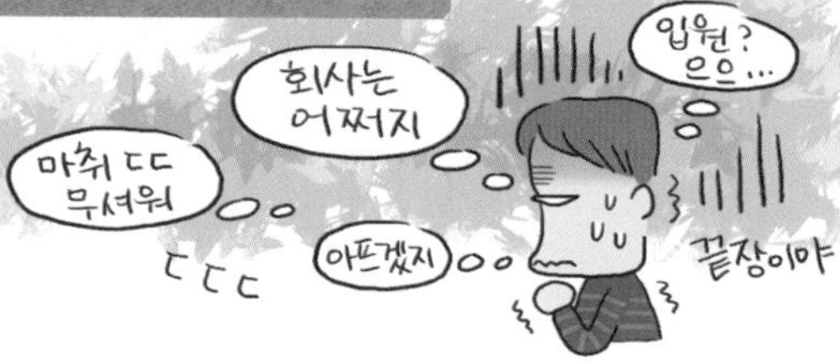

마취 ㄷㄷ 무서워
회사는 어쩌지
입원? 으으...
아프겠지
ㄷㄷㄷ
끝장이야

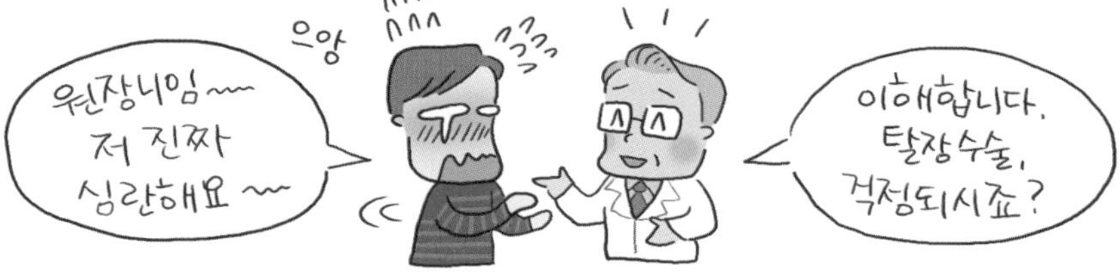

으앙
원장님~~ 저 진짜 심란해요 ~~
이해합니다. 탈장수술, 걱정되시죠?

걱정마세요.
무인공망 강리페어 탈장수술의 과정은 생각보다 간단하답니다!

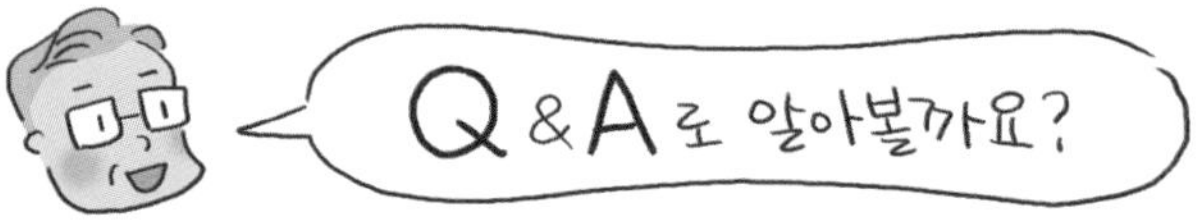

Q&A로 알아볼까요?

Q: 수술전 준비는요?

초음파검사, 혈액검사 등
간단한 사전 검사를 해요!

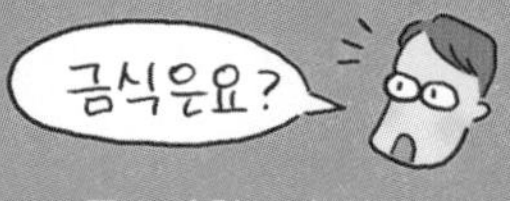

금식은요?

국소마취 수술이라
금식이 필요없어요!
평소 복용하시는 약도
똑같이 드시면 되구요~

Q: 얼마나 걸려요?

무통증 국소마취를 하고
20분 정도 수술합니다.

일반적으로
절개인공망 수술은 40여분,
복강경 탈장수술은
60여분이니
강윤식 탈장수술
참 간단하죠?

Q: 통증, 두려워요!

먹는 진통제로 충분히
조절 가능한 정도입니다.

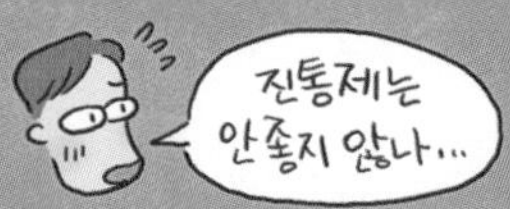

진통제는 안좋지 않나...

통증은 스트레스 호르몬의
분비를 촉진시켜 상처 치유에
좋지 않은 영향을 줄 수 있어요.
적절한 진통제 복용을
권장합니다.

Q: 며칠이나 입원해야 할까요?

75%가 수술 당일 저녁 퇴원을 하십니다.
연세가 많으시거나 멀리서 오신 분들은 하룻밤 입원하시지만요.
2~4일 입원이 필요한 기존의 탈장수술에 비해 부담이 없어요!

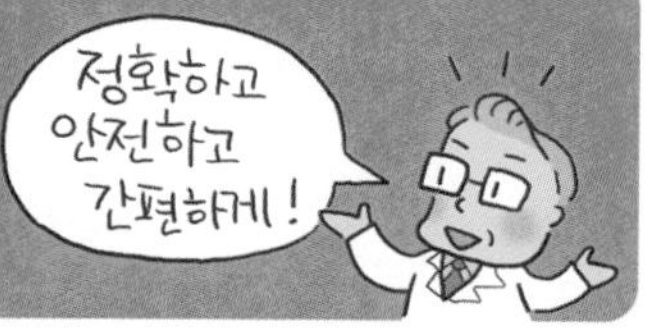

정확하고 안전하고 간편하게!

Q: 출근은 언제쯤?

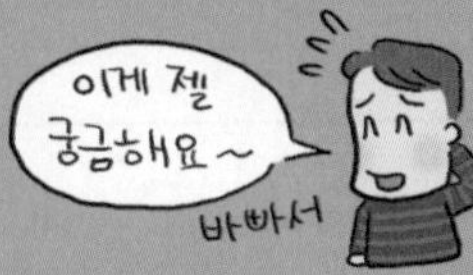
이게 젤 궁금해요~
바빠서

통계에 따르면
강리페어 탈장수술 후
평균 3.3일째부터 출근!
수술 바로 다음날
출근하신 분은 42.6%입니다.

Q: 통원치료는요?

강리페어 탈장수술은
피하지방층만 꿰매고
피부 봉합은 하지 않아요.
방수피부접착제(dermabond)로
피부를 붙이니
드레싱을 할 필요가 없습니다.

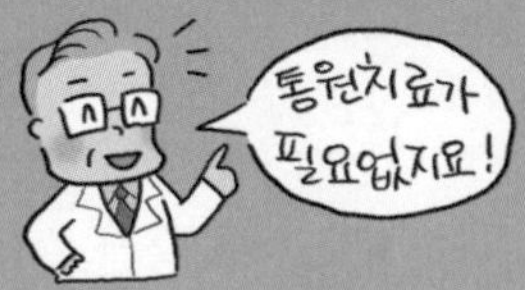
통원치료가 필요없지요!

Q: 비행기, 타도 될까?

기압 차이로 상처가 터질까
걱정하시는 분들 많으시죠?
그럴 일은 전혀 없습니다.

강리페어 탈장수술을
받으신 후 2~3일 내로
비행기 여행을 해도 됩니다.

Q: 운동은 언제부터 할 수 있어요?

3~4일 후부터 산책 등의 가벼운 운동을, 1주일 후부터 수영도 가능하세요.
본격적인 등산, 골프, 웨이트 트레이닝은 3주 이후부터 하시는 게 좋습니다.

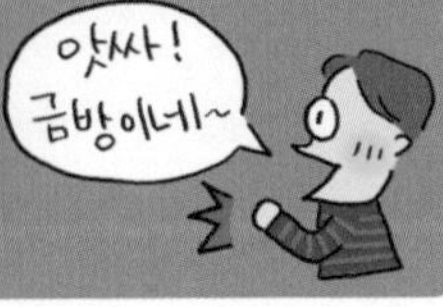
앗싸! 금방이네~

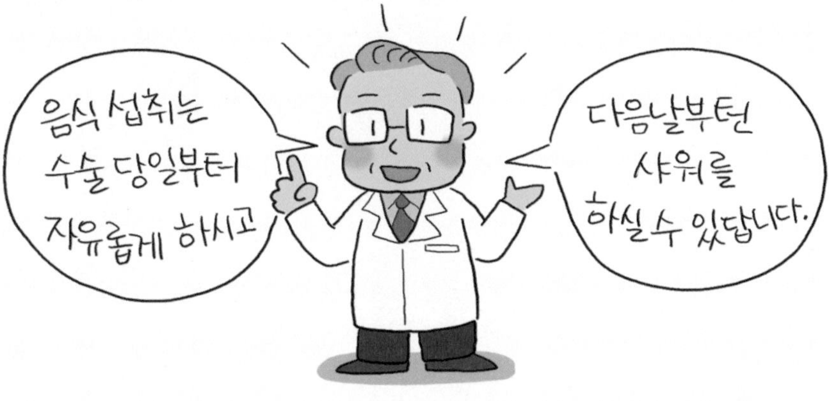
음식 섭취는 수술 당일부터 자유롭게 하시고
다음날부턴 샤워를 하실 수 있답니다.

일상생활은 보통 수술 3~4일 후부터는 가능합니다

어때요? 무인공망 강리페어 탈장수술, 궁금증이 풀리셨나요?

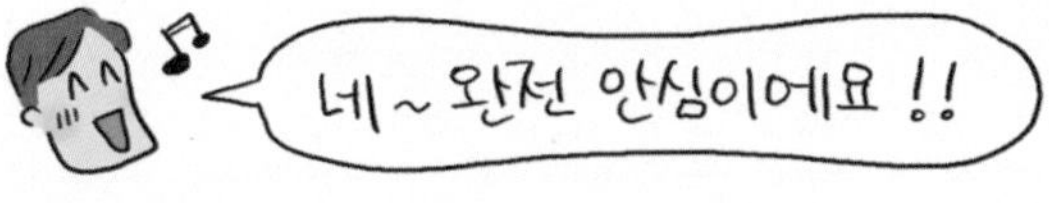
네~ 완전 안심이에요!!

Dr.Kang's tip : 세계인들이 찾는 기쁨병원

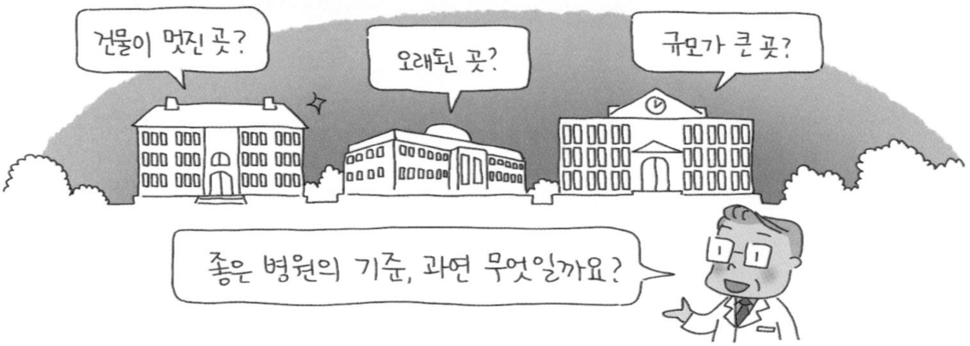

건물이 멋진 곳?
오래된 곳?
규모가 큰 곳?
좋은 병원의 기준, 과연 무엇일까요?

풍부한 수술경험을 갖춘 병원, 많은 환자분이 찾으시는 병원이 아닐까요?

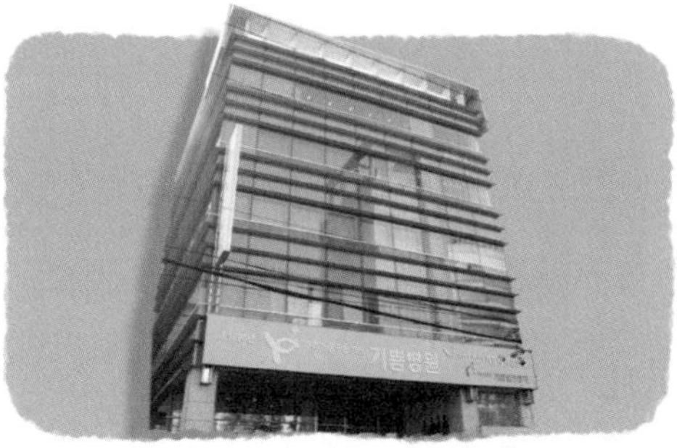

기쁨병원

기쁨병원은 지금까지(2019.10.현재) 18,500건 이상의 탈장수술을 성공적으로 완료했습니다. 국내 최다입니다.

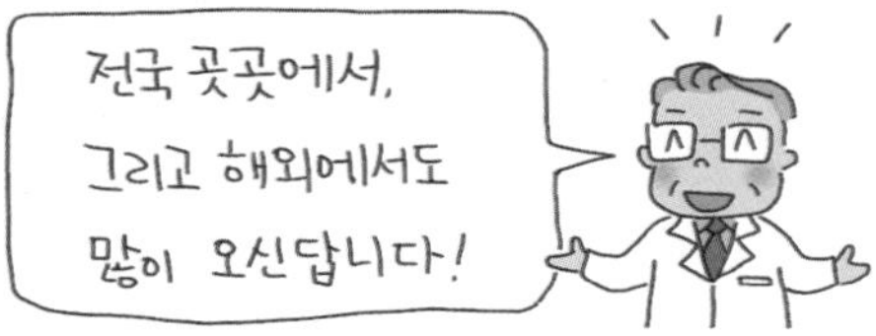

전국 곳곳에서,
그리고 해외에서도
많이 오신답니다!

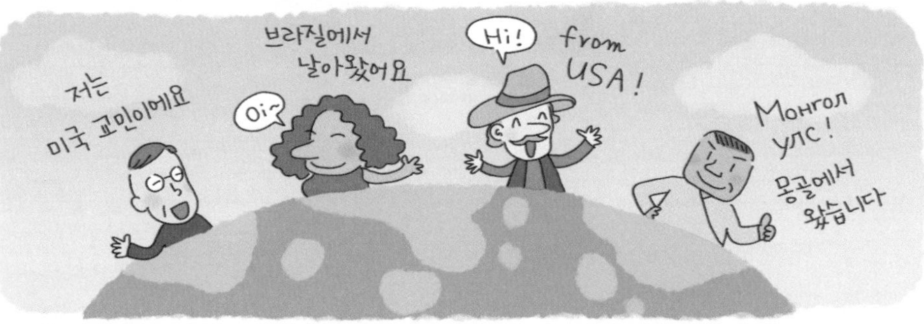

저는 미국 교민이에요
브라질에서 날아왔어요
Oi~
Hi!
from USA!
Монгол улс!
몽골에서 왔습니다

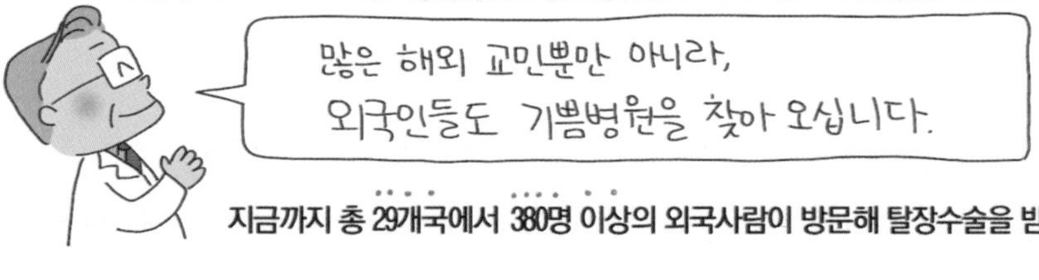

많은 해외 교민뿐만 아니라,
외국인들도 기쁨병원을 찾아 오십니다.

지금까지 총 29개국에서 380명 이상의 외국사람이 방문해 탈장수술을 받고 가셨습니다.

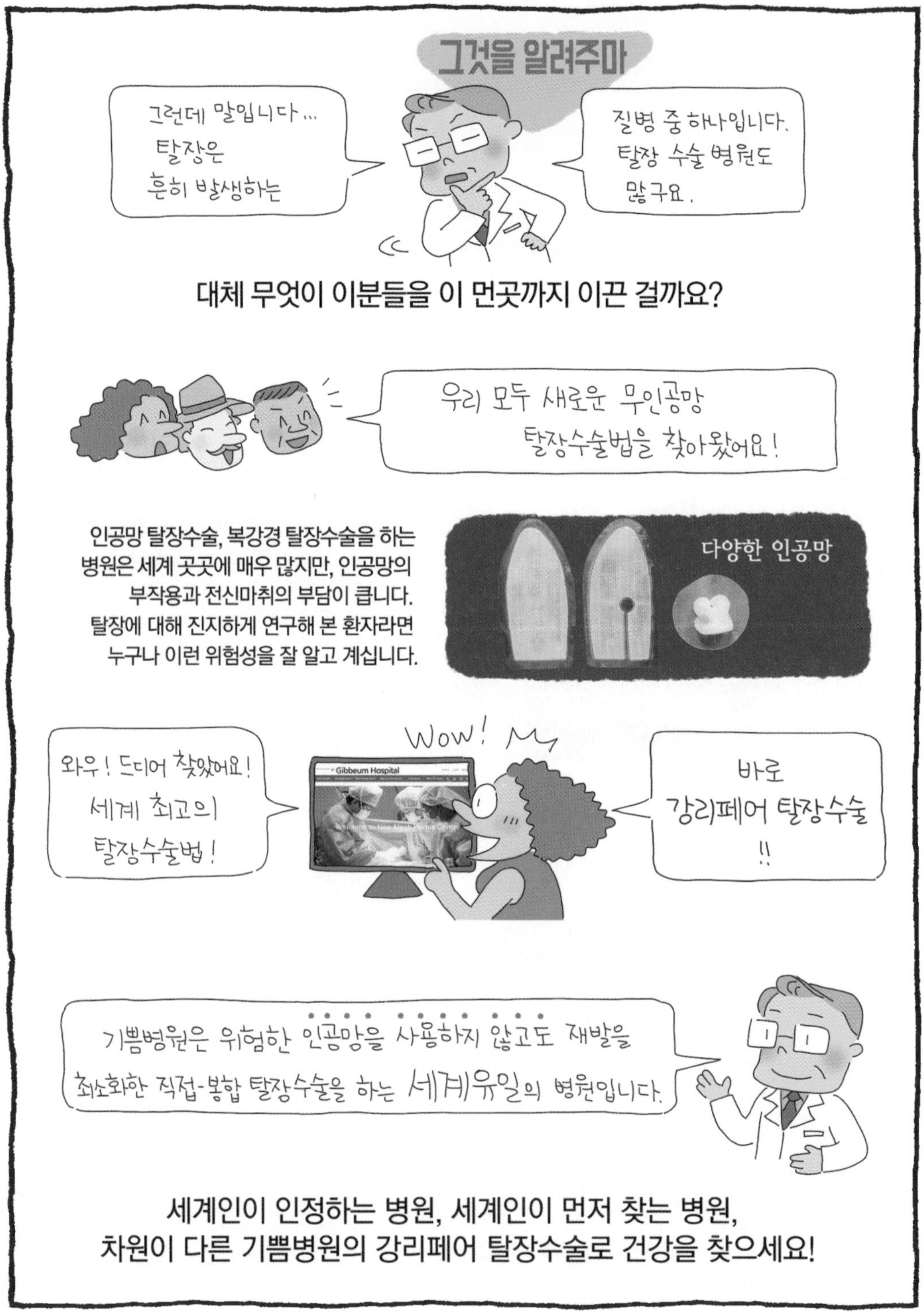
그것을 알려주마
그런데 말입니다... 탈장은 흔히 발생하는
질병 중 하나입니다. 탈장 수술 병원도 많구요.
대체 무엇이 이분들을 이 먼곳까지 이끈 걸까요?
우리 모두 새로운 무인공망 탈장수술법을 찾아왔어요!
인공망 탈장수술, 복강경 탈장수술을 하는 병원은 세계 곳곳에 매우 많지만, 인공망의 부작용과 전신마취의 부담이 큽니다. 탈장에 대해 진지하게 연구해 본 환자라면 누구나 이런 위험성을 잘 알고 계십니다.
다양한 인공망
WOW!
와우! 드디어 찾았어요! 세계 최고의 탈장수술법!
Gibbeum Hospital
바로 강리페어 탈장수술 !!
기쁨병원은 위험한 인공망을 사용하지 않고도 재발을 최소화한 직접-봉합 탈장수술을 하는 세계유일의 병원입니다.
세계인이 인정하는 병원, 세계인이 먼저 찾는 병원,
차원이 다른 기쁨병원의 강리페어 탈장수술로 건강을 찾으세요!

에필로그

세계 최고의 탈장센터를 꿈꾸며

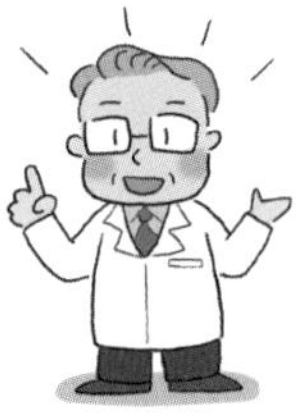

국소마취 수술을 하는 이점 중의 하나는 수술 중에 환자분과 대화를 나눌 수 있다는 것입니다. 탈장수술을 받는 분들 중에는 연세가 많은 분들이 많고, 이분들과 나누는 대화 속에서는 뭔가 인생을 관통해 만들어진 결정(結晶)들이 느껴지고 연민도 느껴져 좋습니다.

그런데 하루는 이런 대화를 나누던 어르신이 갑자기 세계 최고의 탈장 병원에 와서 수술을 받게 돼서 기쁘다는 말씀을 하시더군요. 같은 방에 있는 환자분이 그렇게 얘기를 하더라는 것입니다. 저녁 회진 중에 그분에게 "어떻게 우리 병원이 세계 최고의 탈장 병원이라고 생각을 했느냐"고 여쭤봤습니다. 그랬더니, "원장님이 쓴 블로그를 하나도 빼놓지 않고 다 읽어봤거든요."라고 대답하셨습니다. 제 글의 어떤 내용 때문이었는지 자세히 여쭤보진 않았지만, 어쨌든 제 글을 읽고 스스로 그런 결론을 내릴 수 있었다니 감사할 뿐입니다.

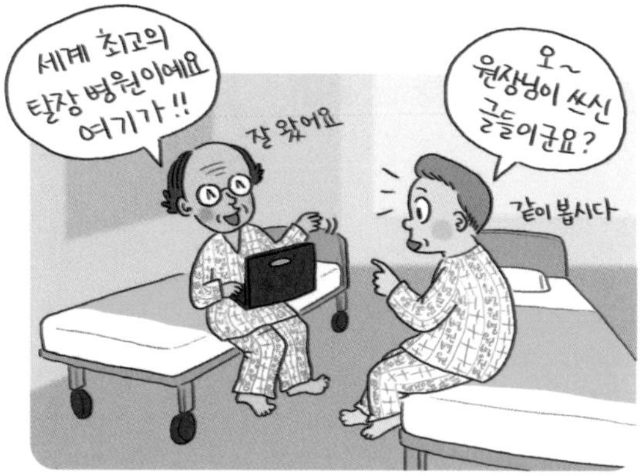
세계 최고의 탈장 병원이에요 여기가!!
잘 왔어요
오~ 원장님이 쓰신 글들이군요?
같이 봅시다

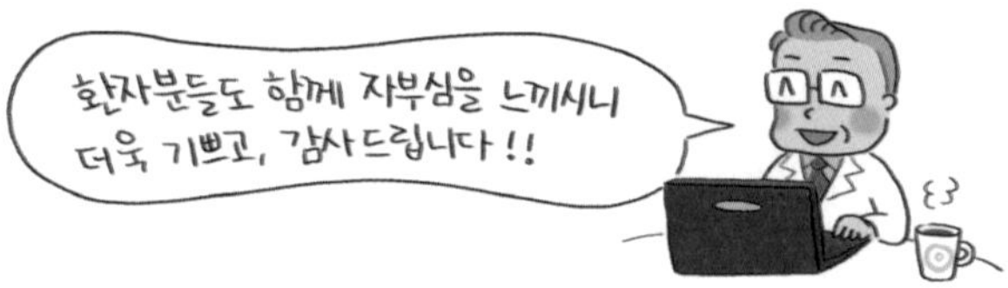
환자분들도 함께 자부심을 느끼시니 더욱 기쁘고, 감사드립니다!!

수술 방법과 수술 결과에 있어서는 강리페어 탈장수술이 서혜부 탈장의 최고의 수술법이란 자부심이 제 마음속에 있는 것이 사실입니다. 제 글을 통해 이런 자부심이 이심전심으로 전해진 것 같습니다.

그러나 수술 건수로 세계 최고가 되려면 아직 갈 길이 멉니다. 세계 최고의 자리에 오르려면 연간 7,000건 이상의 수술을 해야 하기 때문입니다. 그러나 '강리페어 탈장수술'이란 확실한 무기가 있기 때문에 언젠가는 그 자리에 도달할 것입니다. 현재 캐나다에 있는 숄다이스 병원이 차지하고 있는 세계 최다 탈장수술병원의 자리를 탈환할 날이 하루 빨리 오기를 기대하고 있습니다. 이제 우리 대한민국도 각 분야에서 세계 최고의 병원들을 몇 개쯤 가질 때가 되었습니다.

최신 개정판
굿바이 탈장

1판 1쇄 발행 2016년 2월 3일
1판 9쇄 발행 2020년 9월 16일

지은이 강윤식
펴낸이 고병욱

기획편집 이새봄 이미현
마케팅 이일권 한동우 김윤성 김재욱 이애주 오정민
디자인 공희 진미나 백은주 외서기획 이슬
제작 김기창 관리 주동은 조재언 총무 문준기 노재경 송민진

펴낸곳 청림Life
출판등록 제2010-000315호

본사 06048 서울시 강남구 도산대로 38길 11(논현동 63)
제2사옥 10881 경기도 파주시 회동길 173 청림아트스페이스 (문발동 518-6)
전화 02)546-4341 팩스 02)546-8053
홈페이지 www.chungrim.com 이메일 life@chungrim.com
블로그 blog.naver.com/chungrimlife 페이스북 www.facebook.com/chungrimlife

ⓒ 강윤식, 2016

ISBN 978-89-97195-77-0 03510

일러스트 · 카툰 신예희

※ 이 책은 저작권법에 따라 보호를 받는 저작물이므로 무단 전재와 무단 복제를 금합니다.
※ 책값은 뒤표지에 있습니다. 잘못된 책은 구입하신 서점에서 바꾸어 드립니다.
※ 청림Life는 청림출판(주)의 논픽션·실용도서 전문 브랜드입니다.
※ 이 도서의 국립중앙도서관 출판예정도서목록(CIP)은 서지정보유통지원시스템 홈페이지(http://seoji.nl.go.kr)와 국가자료공동목록시스템(http://www.nl.go.kr/kolisnet)에서 이용하실 수 있습니다. (CIP제어번호: CIP2016002429)